면역 부자

면역 부자

질병과 노화에 늘 이기는 몸이 된다

황인철 · 유병욱 지음

북센

일상을 튼튼하게 만드는 힘,
예방과 면역력뿐입니다

신종 바이러스가 우리를 공포로 몰아넣었습니다. 인류의 역사를 볼 때 바이러스로 인한 감염병의 유행은 이번이 처음이 아닙니다. 독감 같은 감염병은 해마다 반복되고 있으며 그로 인한 사망률도 거의 일정합니다. 그런데도 전 세계 인류는 그동안 차분하게 감염병에 대처해왔습니다. 많은 연구를 통해 감염병의 원인을 대부분 밝혀냈고, 백신vaccine과 치료제의 개발로 치료가 가능했기 때문이지요. 인간은 자신의 면역력을 키우고 의술을 발전시키며 감염에 대해 대비하고 있었습니다.

코로나19(코로나바이러스 감염증; COVID-19)도 처음에는 전에 겪어본 감염병 같으리라 생각했습니다. 중국에서 원인 모를 폐렴이 발생했다는 뉴스가 보도되자 사람들은 원인을 모른다는 것만 좀 특이할 뿐 겨울마다 발생하는 폐렴 중 하나로 여겼지요. 하지만 이 원인을 모르는 바이러스는 생각 외로 강력했습니다.

원인이 하나씩 밝혀지면서 사람들은 바이러스의 존재를 무서워하게 되었고 지금까지 우리가 예측하고 대처해왔던 방향과는 완전히 다른 변종의 코스를 밟는 바이러스에 대해 공포심마저 갖게 되었습니다. 코로나19는 높은 전염력으로 순식간에 중국 대륙 전체를 마비시켰고 이어 인근의 나라를 거쳐 대륙과 대륙을 넘어 전파되기 시작했습니다.

늘 북적이던 거리에 사람들은 자취를 감추게 되었고 시장 경제는 멈춰버렸습니다. 학생들 소리로 가득 찼던 학교는 문을 닫게 되었고 밤새 이야기꽃을 피우며 하루의 피로를 풀던 동네의 호프 집도 언제 그랬냐는 듯이 적막해졌습니다.

이보다 더 심각한 건 언제, 누가 감염될지도 모르는 바이러스가 아직도 우리 주변에 있다는 공포심입니다. 백신과 치료제가 전무한 상태에서 시시각각 보도되는 감염자와 사망자 수를 지켜보며 사람들은 나도 언젠가 죽을지도 모른다는 불안감으로 패닉 상태에 빠졌습니다.

개인행동을 제약하는 사회적 분위기에 사람들은 지쳐서, 감염병으로 죽으나 굶어 죽으나 마찬가지라는 생각에 감염의 전파를 예방하고 막자는 사회적인 약속의 끈은 하나씩 풀려나가 더욱 큰 혼란이 벌어지게 되었습니다. 세계보건기구WHO는 이런 바이러스 공격에 대해 팬데믹pandemic(세계적으로 전염병이 대유행하는 상태)을 선언했고 나라마다 국가의 문을 걸어 잠그면서 우리 인류의 시계는 일순간 멈추게 되었습니다.

팬데믹 역시 인류 역사상 이번이 처음은 아닙니다. 과거에도 세계적인 감염병이 반복하여 나타났고, 수많은 인구가 그로 인해 사망했지만 인류는 그때마다 현명하게 대처해왔고 이를 바탕으로 지금까지 발전을 거듭해왔습니다. 이번 역시 결과는 인류의 승리라고 과감히 예언해봅니다.

하지만 우리의 희생이 최소화되어야 더욱더 값진 승리가 되겠지요. 그러기 위해서는 적敵을 알아야 합니다. 그리고 우리를 다시 돌아봐야 합니다. 인류 스스로 적을 이겨낼 수 있는 셀프 백신을 만들어야 하고, 지금까지 밝혀진 가장 강력한 셀프 방어벽인 면역의 힘을 최대로 끌어 올려야 합니다. 면역은 돈 주고 살 수도, 누구에게 빌릴 수도 없습니다. 그래서 부자 중에서도 최고 윗길을 면역 부자라고 합니다.

지금부터는 소설 속 상상의 세계가 아닌 삶과 죽음의 경계에서 있는 현실의 세계입니다. 총이나 미사일로 싸우는 전쟁보다 더 무서운, 눈에 보이지 않는 적, 바이러스와의 전쟁이 시작되었습니다. 우리의 눈을 가리고 귀를 막는 것은 바이러스가 아니라 소문이나 가짜 뉴스, 지금 이 순간에도 넘쳐나는 검증되지 않은 정보들입니다. 적을 알면 이길 수 있습니다. 이 전쟁을 승리로 이끌 바이러스에 대한 고급(?) 정보, 그리고 우리 인류가 지닌 위대한 면역력을 끌어올리는 처방전을 지금부터 공개합니다. 앞으로 계속될 전쟁에서 늘 이기는 '면역 부자'가 되려면 적을 제대로 알고 처방전을 따라 생활과 음식부터 바꾸기 바랍니다.

황인철, 유병욱

차례

PART ___ 2
면역을 올리면 100세 건강

chapter 3
생활 면역을 처방해드립니다

chapter 4

음식 면역을 처방해드립니다

PART 1

바이러스와 면역을 알면 백전불태

chapter 1

바이러스는 나의 적

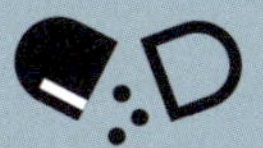

'바이러스, 세균, 펜데믹' 우리는 언제부터 이런 단어에 익숙해졌을까요? 2009년 74만 명이 넘는 확진자로 우리를 공포에 몰아넣었던 신종 플루(인플루엔자 A, H1N1에 의한 감염증)를 기억하는지요? 당시 초짜 교수였던 저는 지금도 생생하지만 이미 많은 사람이 잊은 듯합니다. 다행히도 신종 플루는 계절성 독감의 하나로 우리와 더불어 살아가는 감염 질환이 되었지요. 한편 2015년 발생 당시 신종 코로나바이러스 감염증이라고 했던 메르스(중동 호흡기 증후군)는 지금까지도 치료제나 예방 접종이 없고 높은 치명률(어떤 병에 걸린 환자에 대한 그 병으로 죽는 환자의 비율)을 보입니다. 지금도 중동에서 지속해서 발생하며 2018년 우리나라에서도 감염자가 발생했던 것을 아는 사람은 거의 없습니다.

우리는 바이러스와 함께 살고 있으면서도 바이러스를 잘 알지 못한 채, 앞으로도 계속해서 신종 감염병들을 더 많이 겪게 될 것입니다. 더 잦아지고 더 위험해지는 바이러스의 공격에 우리는 어떻게 대처해야 할까요?

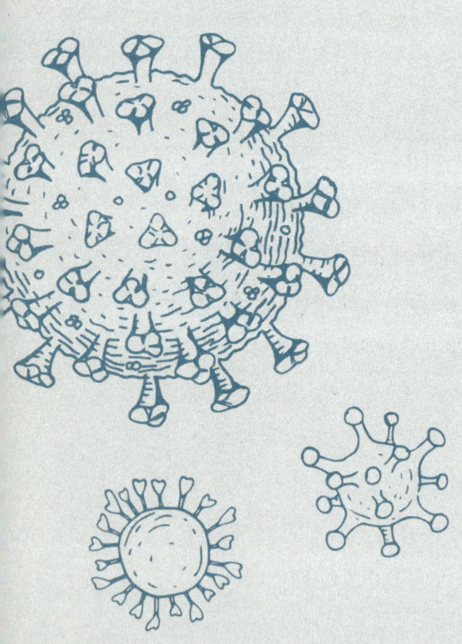

1
바이러스, 넌 누구냐

세균, 바이러스, 기생충 모두 몸에 해로운 존재인 것 같긴 한데, 뭐가 어떻게 다를까요? 우리는 그 차이를 잘 몰라 혼동해서 사용하기도 합니다. 예를 들어볼까요? 코로나바이러스를 없애기 위해 '항균 효과'라는 문구가 붙어 있는 제품을 고른 적이 있다면 당신은 세균과 바이러스를 혼동하고 있습니다. 바이러스에 대해 정확하게 알려면 바이러스와 세균, 기생충의 차이를 아는 것이 무엇보다 중요하겠지요.

기생하는 기생충

가장 구분하기 쉬운 기생충부터 알아보겠습니다. 기생충^{寄生蟲}은

말 그대로 벌레입니다. 다른 생물체의 몸속 환경에 의존해서 먹이를 얻고 기생 생활을 하는 무척추동물이지요. 영화 〈기생충〉에도 나오듯이 남에게 붙어 이득을 취하는 사람을 '기생충 같다'고 합니다. 기생충은 우리 몸속에 들어와서 우리 몸에 써야 할 영양분을 갈취해 성장이나 건강에 해를 끼칩니다. 그래서 기생충을 예방하기 위해 일 년에 한두 번씩 기생충 약을 먹지요.

자급자족하는 세균

세균細菌은 '박테리아'라고도 합니다. 세포막, 세포벽, 핵, 단백질 등 하나의 독립된 세포로 이뤄져 있습니다. 단세포이지만 숙주를 감염시키지 않고도 적정 환경만 갖추어진다면 스스로 단백질을 만들어 생명 활동(세포 분열)을 하며 살아갈 수 있습니다. 만화 〈호빵맨〉에 나오는 '세균맨'을 떠올리면 쉽습니다. (세균맨도 자급자족하며 혼자 잘 살아가거든요.) 세균은 일정량(수백~수백만 개) 이상의 균이 존재해야만 발병할 수 있으며 설사, 구토, 복통, 메스꺼움, 발열, 두통 등을 일으킵니다. 대표적으로 식중독, 콜레라, 파상풍, 결핵이 세균에 의한 질병입니다.

항생제로 치료가 가능하고 일부 균은 이미 백신이 개발되어 있어 2차 감염으로 진행하는 경우도 매우 드뭅니다. 하지만 항생제가 나오기 전에는 상처의 감염, 수막염, 홍역, 폐렴과 같은 세균성

18

전염병으로 목숨을 잃는 경우가 많았습니다. 최초의 항생제인 설파제_{sulfa drugs}가 나오기 전까지는 감염으로 목숨을 잃지 않기 위해, 감염 부위를 잘라내고 감염되지 않도록 기도하는 것 말고는 할 수 있는 게 없었습니다. 특히 전쟁터에서는 부상자의 세균 감염을 막기 위해 뼈가 드러나도록 상처를 도려낸 뒤 그대로 두었다가 감염이 없는 것을 확인한 뒤에야 봉합했다고 해요. 항생제는 세균의 세포벽을 파괴해서 사멸시키기도 하고, 유전 물질이나 단백질을 합성하지 못하도록 막아 번식을 억제하기도 합니다.

세균은 면역 체계의 신호 물질 생성을 도와 우리 몸의 면역 체계를 만들어주는 일도 합니다. 세균이라고 해서 모두 나쁜 것만은 아니지요. 우리 몸 안에는 유익균도 있습니다. 장 내에는 약 1,000종류의 100조 마리가 넘는 균이 살고 있습니다. 이 중 유익균이 85%, 유해균이 15%입니다. 유익균과 유해균이 8:2의 비율을 유지할 때 소화를 돕고 면역 물질의 생성이나 분비를 촉진해 감염을 막을 수 있다고 합니다. 이 비율이 깨지면 장 건강은 물론 면역력이나 뇌 건강까지 해칠 수 있습니다.

숙주가 필요한 바이러스

바이러스는 사망률과 이환율(어떤 일정한 기간 내에 발생한 환자의 수를 인구당 비율로 나타낸 것)이 높은 질환을 일으킵니다. 코로나

19를 겪으면서 여러분도 잘 알다시피 바이러스를 통제하기 위해서는 공중 보건 대책을 세우고 예방 백신을 만드는 것이 무엇보다 중요합니다.

바이러스는 유전 정보가 들어 있는 핵과 이를 둘러싸고 있는 단백질이 전부라 스스로 물질대사를 하지 못합니다. 그래서 살아 있는 생물체를 숙주host(기생 또는 공생을 하는 생명체에게 영양분과 서식지를 제공하는 동식물)로 삼아서 살아가지요. 또한 효소계가 없기 때문에 단백질을 생성할 수 없어 숙주 몸에 들어가 단백질을 대신 만들어내도록 해서 개체 수를 늘립니다. 바이러스가 널리 퍼지려면 숙주가 오랜 기간 생존하면서 많은 사람과 접촉해야 하는데 치명률이 높으면 숙주(예를 들어 감염된 사람)가 빨리 죽어버려 다른 사람을 감염시키기 전에 차단되므로 감염력이 낮아지고, 반대로 치명률이 낮으면 증상이 가볍거나 또는 무증상 시기에도 숙주가 다른 사람을 감염시킬 수 있어 널리 퍼지게 됩니다.

바이러스는 유전 물질, 숙주, 크기, 질병 등 여러 기준으로 나누는데요. 예를 들어 숙주를 기준으로 하면 동물 바이러스, 세균 바이러스, 식물 바이러스로 나눕니다. 지금까지 알려진 바이러스의 종류는 400개가 넘습니다.

코로나바이러스-19는 보유 숙주(기생충이나 병원균을 가지고 있으나 질병이나 증상이 나타나지 않고 같은 종 또는 다른 종에 감염을 전달하는 생물체)인 박쥐를 시작으로 천갑산이 연장 숙주(감염될 수 있도록 기생충이나 병원균을 실어 나르는 역할을 하는 생물체) 역할을 해서 최종적으로 사람에게 전파되었다고 WHO에서 발표했습니다. 숙주가 없으면 무생물에 가까우므로 바이러스를 생물로 볼지 무생물로 볼지 아직도 결정되지 않았습니다. 하지만 기생할 수 있는 숙주만 있으면 생물을 대량으로 살상할 수 있는 무서운 능력을 갖추고 있지요.

바이러스는 하루아침에 갑자기 생겨난 것이 아니라 예전부터 있었습니다. 우리가 신종 바이러스라고 하는 것들도 이미 우리와 함께 있던 바이러스였는데 이제야 알게 된 것이지요. 코로나19를 비롯해 인플루엔자influenza, 메르스, 소아마비, 홍역, 아시아 독감, 천연두 등은 바이러스로 인해 생기는 질병입니다.

바이러스는 아주 적은 양(10~100개)으로도 발병이 가능하며 메스꺼움, 구토, 설사, 두통, 발열과 같은 증상을 동반합니다. 겨울철에 유행하는 독감으로 알려진 급성 호흡기 질환도 바이러스에 의한 것으로 고열, 근육통 등의 증상이 나타납니다.

바이러스가 무서운 이유

대부분의 바이러스는 일반적인 치료법이나 백신이 없으며, 변이를 통해 2차 또는 3차 감염도 가능합니다. 바이러스는 숙주 없이 스스로 증식하지 못하기 때문에 바이러스 샘플을 얻기 어렵고,

샘플을 확보하기까지 오랜 시간이 걸리기 때문에 백신을 만들기도 쉽지 않습니다. 백신을 만들어내더라도 바이러스는 단백질과 유전자 정보만으로도 돌연변이를 만들어내기 때문에 치료 또한 어렵습니다.

많은 사람이 해마다 독감 예방 접종을 하는데요. 독감 예방 접종으로 인플루엔자 바이러스를 50~90% 예방할 수 있으나, 일반 감기 바이러스인 코로나바이러스coronavirus, 리노바이러스rhinovirus, 아데노바이러스adenovirus를 제외한 200여 종 이상의 호흡기계 감염을 일으키는 바이러스는 예방할 수 없습니다.

감기는 인체 대사와 면역 기능 감소가 원인이기 때문에 꼭 기온이 낮지 않더라도 사계절 유행할 수 있습니다. 사실 감기는 치료제를 만들기 어렵습니다. 바이러스는 세균과 달리 세포로 구성되어 있지 않아 항생제로 치료할 수 없기 때문입니다. 감기를 치료하려면 항바이러스제를 복용해야 하는데, 우리가 병원에서 처방받는 감기약은 치료제가 아니라 증상 완화제입니다. 인플루엔자 바이러스는 다양한 변이를 통해 인류를 위협하고 있습니다. 치료약을 주입한다고 해도 바이러스는 내성을 지니기 위해서 유전자 모양을 바꿔버리기 때문에 변이된 바이러스에는 이전의 치료제가 듣지를 않습니다.

우리 몸이 건강한 상태라면 몸 안의 면역 세포들이 바이러스와 싸워 이길 수 있도록 도와주는 역할을 합니다. 그래서 치료제가 없는 바이러스와 싸우기 위해서는 면역력을 지키는 것이 무엇보다 중요합니다. 우리 몸의 면역력이 약할 경우, 일부 잠복 바이러스나 신종 바이러스가 들어오면 바로바로 막기 힘들어져서 결국 바이러스에 항복하기 때문입니다.

바이러스 권하는 세상

호시탐탐 우리를 숙주로 삼으려고 위협하는 바이러스는 어디에서 왔을까요? 사랑에는 나이도 국경도 없다고들 하는데 바이러스도 마찬가지인가 봅니다. 2014년 브라질 월드컵과 2016년 브라질 올림픽으로 널리 알려진 지카바이러스^{Zikavirus}는 원래 아프리카, 동남아시아, 태평양 동·서부 주변 섬에서만 발병하는 병이었습니다. 아프리카 노예상들이 아프리카 주민들을 중남미 지역으로 강제로 이주시키는 과정에서 함께 옮겨간 모기가 바이러스를 퍼뜨렸습니다. 이후 바이러스는 비행기를 타고 세계 구석구석으로 퍼지게 됐지요. 이제는 황열이나 뎅기열^{dengue fever}을 옮기는 이집트 숲 모기가 있는 곳이라면 어디든지 지카바이러스가 발생할 수 있습니다. 아프리카 풍토병의 원인인 에볼라바이러스^{Ebolavirus} 역시

2014년 전 세계적으로 퍼지기도 했는데요. 과거에는 국지적인 풍토병이었더라도, 누구든지 비행기를 타고 지구 어디든 갈 수 있는 지금은 전 세계 사람들을 위협하는 병이 되고 맙니다.

자연 훼손의 엄청난 대가

코로나19가 퍼지자 일부 사람들은 우리가 그동안 자연을 훼손해서 벌을 받는 것이라고 했습니다. 실제로 생태운동가들은 새로운 바이러스와 질병이 생겨나는 이유로 세계화와 산업화로 인한 생태 서식지 파괴와 유전자 조작 동식물을 꼽습니다. 서식지와 먹을거리를 잃은 야생 동물들이 사람이 거주하는 지역으로 이동하면서 신종 병원균病原菌이 300종이나 생겨난 만큼 인간이 바이러스에 감염될 가능성이 더 커졌다는 것은 이제 누구나 다 아는 사실입니다.

수의학 및 실험 동물학 분야의 국제 학술지인 〈수의학저널Journal of Veterinary Science〉은 지난 80년간 유행한 전염병들은 사람과 동물 사이에서 상호 전파되는 인수 공통 감염병zoonosis이며, 그중 약 70%가 야생 동물에 의해 감염된다고 발표했습니다. 예를 들어 1980년대에 유행한 에이즈AIDS(후천성 면역 결핍 증후군)는 유인원, 2004~2007년 조류 인플루엔자avian flu는 새, 2009년 신종 플루는 돼지에게서 비롯되었지요. 전 세계를 공포에 떨게 했던 사스

SARS(중증 급성 호흡기 증후군), 에볼라바이러스 감염증, 코로나19는 박쥐에서 시작되었다고 하고요.

바이러스 저장고, 박쥐

2020년 코로나19 덕에, 2011년에 개봉했던 영화 〈컨테이전 Contagion〉이 재조명되었는데요. 이 영화에서는 인간이 숲을 파괴하자 살 곳을 잃은 박쥐가 돼지 축사로 날아가 배설을 하고, 그 배설물을 먹은 돼지를 요리한 요리사가 손님과 악수하면서 바이러스가 퍼지게 됩니다. 바이러스가 퍼졌을 때 일어날 수 있는 참상을 매우 사실적으로 그려냈습니다. 코로나19와 너무 비슷해서 우리가 살아가고 있는 현실이 영화보다 더 영화 같다는 착각마저 들게 합니다.

박쥐는 전체 포유류 종 가운데 1/5을 차지하며 전 세계적으로 1,000종 이상이 존재하는 다양성이 가장 큰 포유류입니다. 종이 다양한 만큼 각종 질병과 환경에 적응하는 능력 또한 뛰어나서 몸에 다양한 바이러스를 지닌 상태로도 생존할 수 있습니다. 박쥐의 면역 체계는 바이러스에 대해 격렬하게 반응하기 때문에 바이러스가 더 빨리 복제될 수 있다고 합니다. 과학 전문 주간지 〈네이처 Nature〉에 따르면 박쥐(156종)는 설치류(183종) 다음으로 인수 공통 바이러스를 많이 지니고 있다고 합니다(2017년). 박쥐는

26

종마다 고유한 코로나바이러스를 가지고 있으며 수백만 년에 걸쳐 박쥐와 코로나바이러스가 함께 진화하고 있다는 연구 결과도 있습니다. 박쥐가 지닌 바이러스가 변이를 일으켜 인수 공통 바이러스가 된 것이 사스, 에볼라, 메르스, 코로나바이러스-19입니다. 니파바이러스Nipahvirus는 뇌염의 원인이 되며 1998~1999년 말레이시아에서 발생하여 100여 명의 사망자를 냈고, 치명률 50%로 지금 이 순간에도 우리를 위협하고 있습니다. 말레이시아 병리학회 간행물에 소개된 연구에 따르면, 산불과 엘니뇨El Niño(적도 부근의 수온이 올라가는 현상)로 인한 가뭄으로 서식지를 잃은 과일박쥐가 날아다니다가 돼지 농장에 드나들면서 돼지가 박쥐 바이러스에 감염되었고, 이후 사람들에게 전파되었고 합니다.

사람에게 치명적인 바이러스를 몸안에 지니고도 어떻게 박쥐는 무사할 수 있을까요? 바이러스가 몸속에 들어오면 체온이 올라가는(열) 등 염증 반응을 보이는 사람과 달리, 박쥐는 면역 조절 시스템이 있어 체온을 올리지 않고 염증 반응 없이 바이러스와 공생할 수 있습니다. 덕분에 바이러스는 숙주인 박쥐를 죽이지 않고 여러 경로를 통해 다른 동물로 옮겨 번식하게 되지요. 그럼 바이러스를 막기 위해서 박쥐만 없애면 될까요? 박쥐는 일종의 바이러스 저장고의 역할을 하고 있지만 사람에게 직접적인 피해를 끼치지는 않습니다. 서식지가 파괴되고 먹이가 없어지면서 사람이 사는 곳까지 드나들며 경작지와 과수원의 곤충이나 과일을 먹으며 우리와의 접촉이 늘어났을 뿐입니다. 박쥐는 오히려 모기 같은 해충을 잡아먹는 이로운 동물이기도 합니다.

바이러스 배달꾼, 모기

모기 같은 흡혈 곤충들은 인수 공통 감염병을 전파하는 매개체 역할을 합니다. 예전에는 물웅덩이가 있는 자연의 일부에서만 모기가 서식했는데요. 플라스틱 사용이 늘면서 모기 서식지도 증가했습니다. 모기가 플라스틱을 먹고 사는 것도 아닌데 왜 그럴까요? 쓰레기로 버려진 플라스틱에 비가 내리고 고인 물이 증가했기 때문입니다. 이제 모기는 자연 속 물웅덩이뿐 아니라 물이 고여 있는 곳이라면 어디든지 서식할 수 있게 되었습니다. 모기알은 물 없이도 살아갈 수 있어서 만약 모기가 물건에 알을 낳고 그 물건이 전 세계로 수출되면 모기도 함께 해외로 퍼지게 됩니다. 아디다스 모기라고 부르는 흰줄숲모기는 폐타이어에 숨어 살면서 알을 까고 지내다가 폐타이어가 세계 각지로 수출되면서 전 세계로 바이러스를 실어 나르는 공공의 적이 되었습니다.

우리는 모기를 박멸하기 위해 살충제를 뿌리는데요. 살충제가 모기만 잡아주면 좋으련만 또 다른 문제를 불러옵니다. 살충제로 모기 유충이 줄면, 모기 유충을 먹고 사는 물고기는 먹을 게 없어 또 다른 생태계의 파괴를 초래합니다. 게다가 살충제는 꽃가루

를 옮기는 중요한 역할을 하는 나비, 나방, 벌과 같은 다른 종 또
한 죽게 만듭니다. 나방이 줄면 나방을 주로 먹고사는 박쥐는 사
람들이 사는 곳까지 먹을 것을 구하기 위해 내려오고 우리와 생
존 영역이 겹치면서 우발적으로 사람에게 바이러스를 퍼트리게
됩니다.

지구 온난화로 물 만난 바이러스

계절에 따라 유행하는 바이러스가 다르고 그 전파력 또한 달라
진다고 합니다. 바이러스는 기온과 습도에 영향을 받기 때문인데
요. 기온과 습도가 낮아지면 바이러스 입자가 더 작아지고 견고
해져 공기 중에서 더 멀리 전파될 수 있습니다. 겨울철에 인플루
엔자 바이러스를 비롯해 감기 바이러스 분자들이 더 높은 전파력
을 가지는 것은 바로 이 때문이지요.

지구의 평균 기온이 빠른 속도로 꾸준히 상승하고 있는데요.
2019년의 평균 기온은 산업화 이전보다 1.1℃ 상승했습니다.
2020년 6월 서울의 낮 최고 기온이 35.4℃로 1958년 이후 최고
기록을 세웠습니다. 좀 전에 기온이 낮아지면 바이러스가 더 멀리
전파된다고 했는데 왜 더운 여름에도 바이러스 전파가 사그라지
지 않는 걸까요? 지구 온난화로 더운 지역에서만 사는 모기의 서
식지가 확대되면서 바이러스도 전 세계로 퍼지고 있기 때문입니

다. 세계적인 의학 학술지 〈랜싯The Lancet〉은 오늘날 기온 상승, 해수 온도 상승, 강우 패턴 변화, 습도 상승 등 기후변화로 인해 말라리아malaria나 뎅기열 같은 질병을 전파하는 모기가 번식하기 적합한 환경이 조성되고 있다고 보고했습니다(2019년). 실제로 지구 온난화가 특히 심각했던 2009~2019년에 뎅기열로 인한 피해 역시 가장 심각했습니다.

심지어 지구 온난화는 지난 세기에 사라진 전염병도 소환하고 있습니다. 툰드라 지역에 묻혀 있던 동물의 사체가 녹으면서 그 안에 있던 전염병 인자가 나타나고 있다고 합니다. 미생물학 및 면역학 전문가에 따르면, 대기 기온이 상승하더라도 변화된 환경 속에서 변이를 거처 살아남은 병원체病原體가 사람의 체온에 더 쉽게 적응할 수 있기 때문에 우리는 여전히 바이러스의 공격에서 자유로울 수 없다고 합니다.

코로나19가 던지는 메시지

바이러스로 인해 사람들이 고통 받는 가운데 자연은 활기를 띠고 있습니다. 우선 항공, 항만, 차량 등을 이용한 (화석 연료를 이용한) 사람들의 대규모 이동이 멈추고, 전 세계 제조 공장들이 가동을 중단하자 대기의 질이 개선되었습니다. 지역별로 문제가 되었던 황사와 미세먼지가 감소했기 때문에 세계적으로 미세먼지 농도가 9%가량 떨어졌습니다. 소음이 줄어들면서 지구가 조용해져 지진 관측도 쉬워졌다고 합니다. 인도에서는 어디서나 히말라야 산맥을 볼 수 있게 되었고, 서울에서는 시내에서조차 보기 어려웠던 N타워를 맑은 하늘과 함께 멀리서도 쉽게 볼 수 있게 되었습니다. 얼마만의 푸른 하늘인지요! 마스크로 답답하기는 하지만 푸른 하늘을 보면 기분이 좋아지기도 합니다. 베네치아에서는 운하가 깨끗해져 물고기가 보이고 돌고래가 찾아왔다고 합니다. 멸종 위기인 바다거북은 2천 마리가량 알을 낳아 부화에 성공하고 바다로 돌아가게 되었습니다.

앞으로도 기후변화와 생태계 변화로 언제 어디서 어떤 바이러스가 생겨날지 모릅니다. 결국 생태계 파괴가 지속되는 한 지구에는 또 다른 수많은 질병이 나타날 것이라는 것이 전문가들의 공통된 의견입니다.

3

내 안에 **바이러스가** 있다?!

바이러스는 우리 몸에 들어와서 어떻게 감염을 일으킬까요? 바이러스마다 생김새가 다르기는 하지만 일반적으로 껍질 안에 유전자 RNA나 DNA만 들어 있는 아주 단순한 구조로 되어 있습니다. 단독으로는 복제하지 못하고 숙주의 세포 기관(대사 기관)을 이용해 숙주 세포 안에서만 복제합니다.

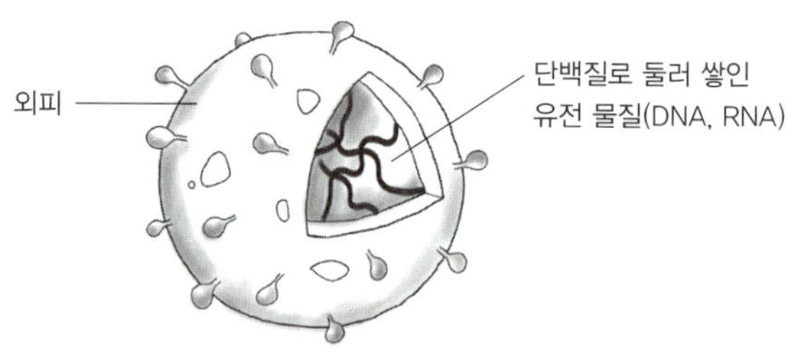

일반적인 바이러스의 구조

코로나바이러스-19는 어떻게 생겼을까요? 바깥쪽에 삐죽삐죽 솟아 있는 돌기 형태의 스파이크 단백질이 달려 있어 다른 바이러스에 비해 강하게 결합합니다. 게다가 스파이크 단백질의 일부분이 단백질가위로 쉽게 잘리도록 변형되어 있어 숙주에 빠르게 침투할 수 있으며 전염과 확산이 빠릅니다. 신종 코로나바이러스의 경우, RNA(리보핵산) 계통의 바이러스로 숙주의 세포에 바이러스의 RNA를 주입한 후 바이러스의 RNA를 복제해 개체 수를 늘려 나갑니다.

바이러스도 제짝이 있다

코로나바이러스-19가 몸 안의 세포에 침투하려면 세포 표면에 있는 단백질 중 하나를 활용해야 하는데요. 우리 몸의 세포 표면에 분포한 다양한 단백질 중 이때 사용되는 단백질 세포를 수용체receptor라고 합니다. 짚신도 제짝이 있듯이 바이러스도 자신과 궁합이 맞는 수용체와 결합해야만 세포 안으로 쉽게 들어갈 수 있습니다.

〈네이처〉는 코로나바이러스-19가 돌기 단백질 ACE2Angiotensin Conversing Enzyme 2라는 수용체와 직접 결합한다고 공개했습니다. ACE2는 우리 몸의 폐와 소장 상피 세포에 주로 분포하지만 안구 점막 세포에도 분포하기 때문에 눈으로도 코로나19에 감염될 가

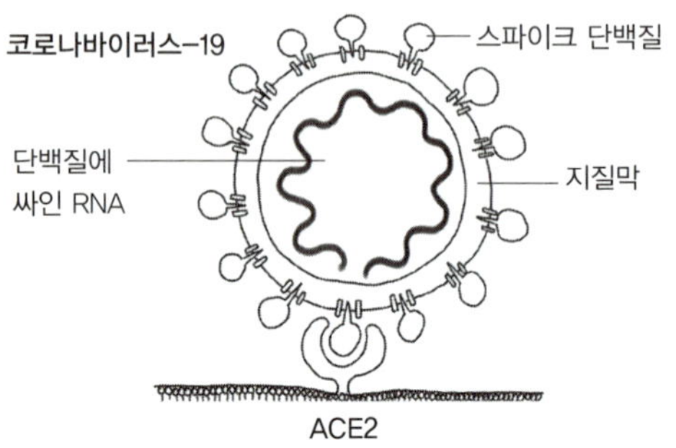

코로나바이러스-19와 ACE2의 결합

능성이 있다고 합니다.

언뜻 보기에 비슷비슷하게 생긴 열쇠들도 열쇠 모양에 따라 맞는 구멍이 따로 있듯이 사스나 메르스를 일으키는 바이러스 역시 스파이크 단백질을 가지고 있지만 개수나 모양이 달라 각기 다른 수용체를 이용해 숙주 세포와 결합합니다.

공기로도 감염된다고?

신종 바이러스의 확진자가 나올 때마다 질병관리청과 각 지자체에서는 확진자의 동선과 감염 경로에 대해 파악하기 바쁘지요. 백신이나 확실한 치료제가 없는 상태에서는 감염과 대규모 확산 방지를 위해 감염 경로를 아는 것이 무엇보다 중요하기 때문입니다. 그래서 우리는 더욱더 감염 경로에 주목하게 됩니다.

바이러스가 우리 몸속 세포와 결합하기 전에 어떤 경로를 통해서 우리 몸에 들어오는 걸까요? 바이러스마다 감염 경로가 달라지는데요. 먼저 코로나19의 주 감염 경로로 알려진 비말 감염부터 알아보겠습니다.

비말 감염이란, 감염자가 다른 사람과 대화하거나 기침, 재채기할 때 침과 함께 몸 밖으로 나온 바이러스가 다른 사람의 눈이나 코, 입으로 들어가 감염되는 것을 말하는데요. 인플루엔자 바이러스와 코로나바이러스-19가 대표적입니다. 감염자가 기침이나 재채기를 하면 침방울(비말)과 함께 바이러스가 대기 중에 흩뿌려지는데, 이때의 침방울은 크기가 $5 \sim 10\mu m$ 이상으로 크고 무거워서 곧장 밑으로 낙하하여 주위의 물체에 묻게 됩니다. 비말이 닿은 반경 안에 들어오는 사람만 전염되기 때문에 공기 중 감염보다는 확산이 제한적입니다. 입자가 공기보다 커서 마스크를 잘 착용하면 감염을 예방할 수 있습니다.

한편 바이러스 입자가 작고 가벼워 공기 중을 떠다니면서 사람 몸에 침입하는 것을 공기 감염(에어로졸 감염)이라고 하는데요. 먼 거리에 있는 사람에게까지도 전염이 가능합니다. 홍역과 수두가 대표적이지요. 공기 감염이 가능하려면 우리 눈에 보이지 않을 정도로 아주 작고 가벼운, $1\mu m$ 미만의 작은 침방울이 대기 중에 오래 머물러 떠 있어야 하므로 엄밀히 말하자면 공기 감염도 비말 감염으로 볼 수 있으나 혼란을 일으킬 수 있어 공기 감염으로 구분하겠습니다.

감염자나 감염자의 바이러스에 직접 닿아 전염되는 것은 신체 접촉 감염이라고 하는데요. 감염자의 배설물, 구토, 체액, 신체, 또는 감염자의 손길이 닿은 물건 등을 만진 뒤 무심코 자신의 신체를 만지면 바이러스가 묻어 감염될 수 있습니다. A형 간염이 이에 속합니다. 감염자의 배설물이나 구토물을 깨끗하게 처리하지 않을 경우 바이러스의 일부가 마른 상태로 공기 중에 떠다녀 공기 감염이나 비말 감염으로 번질 수도 있습니다. 이 밖에도 바이러스에 감염된 음식물이나 식수를 가열하지 않고 섭취할 경우에도 감염될 수 있습니다.

이렇게 바이러스는 다양한 경로를 통해 언제, 어디서든지 우리를 숙주로 삼을 수 있습니다.

4

바이러스 감염병
진단과 치료

요새는 조금만 아프거나 열이 나면 '코로나19에 걸린 것 아닐까' 하는 두려움부터 앞섭니다. 의료진 입장에서도 관상 보듯이 인플루엔자인지 코로나19인지 한 번에 알아낼 수 있으면 좋겠지만 검사 없이 구분하기란 쉬운 일이 아닙니다.

감기가 심해진 것, 혹은 독한 감기가 독감이라고 알고 있는 사람도 간혹 있는데요. 감기는 대부분 리노바이러스나 코로나바이러스가 원인이며, 독감은 인플루엔자 바이러스가 원인입니다.

인플루엔자와 코로나19 어떻게 구분하나?

2009년 신종 플루를 기억하나요? 5월 3일 멕시코에서 발병하

	인플루엔자	코로나19
증상 발생	주로 상하부 호흡기 기관	주로 하부 호흡기 기관 (하기도)
주요 증상	두통, 근육통, 기침, 한기를 동반한 고열, 오한, 오심	발열, 마른기침, 근육통, 피로, 설사, 복통, 권태감, 가래, 인후통, 두통, 오심, 설사 등. 1주일간 천천히 증상이 나타나며 폐렴으로 발전할 수 있다.
잠복기	1~3일	7~14일 추정
회복 소요 기간	일주일~몇 주간 길게 지속	약 13~18일(국내 기준 추정)
진단 방법	독감 바이러스 검사 신속 키트	PCR 검사(국외에서는 PCR과 신속 키트 검사 병용)
치료 방법	항바이러스제 치료 (타미플루, 리렌자로타디스크) 경구용 약제 치료 (퍼라미비어) 정맥 주사제 치료	아직 상용화되는 백신이 없으며 수액 보충, 스테로이드, 혈장 치료, 에크모(체외막 산소 공급), 해열제 등 보존 치료

여 7월에는 우리나라에서 2,000명을 돌파하고 2009년 말 기준, 세계적으로 740,835명이 확진되었으며 263명의 사망자가 발생했습니다. 지금은 계절 독감으로 간주하고 있지만요.

2009년 신종 플루를 일으킨 인플루엔자 바이러스 인플루엔자

A^{H1N1}와 코로나바이러스-19 모두 비말에 의해 전파되며 감기와 비슷한 호흡기 증상이 나타납니다. WHO에서는 코로나19 감염 증상으로 발열, 마른기침, 피로감을 발표했습니다. 코로나19, 인플루엔자 모두 증상이 비슷하면서도 사람마다 제각각이어서 진단 키트를 통한 정확한 진단이 필요합니다.

인플루엔자는 간단하게 자가 진단을 할 수 있습니다. 콧속에 면봉을 넣어 시료^{sample}를 채취한 뒤 검체를 키트에 떨어뜨리면 인플루엔자에 감염된 경우 두 줄 표시가 뜹니다. 5분 만에 감염 여부를 알 수 있습니다.

자, 그럼 인플루엔자와 코로나19가 어떻게 다르고 같은지 비교해볼까요?

인플루엔자와 코로나19는 잠복기가 다르다는 큰 차이점이 있습니다. 하지만 둘 다 잠복기가 있어 본인의 감염 사실을 인지하기 전에 다른 사람에게 전염시키기도 합니다. 인플루엔자 백신과 치료제는 개발되었으나, 코로나19에 대해서는 아직도 실험 단계이며 더 많은 연구가 필요한 실정이죠. 코로나19 백신 개발에 대해서는 48쪽에서 더 자세히 알아보겠습니다.

바이러스 잡는 똑똑한 예방법

임상적 증상이 비슷한 인플루엔자와 코로나19가 혼동되어 치료 시기를 놓치지 않으려면 이미 개발돼서 상용화되는 인플루엔자 백신을 접종하여 혼동을 막아야 합니다.

실제로 인플루엔자 백신을 맞으면 70~90%의 예방 효과가 있으며 특히 노인의 경우 폐렴과 사망을 예방할 수 있습니다. WHO에서는 인플루엔자 유행 시기에 임신 주 수와 상관없이 임신부에게도 예방 접종을 하도록 권장하고 있습니다. 그래서 코로나19와 독감이 동시에 유행하는 시기에는 기본적으로 독감 예방 접종을 하고 발열, 기침 등 독감과 유사한 호흡기 증상을 보이는 경우 코로나19 검사를 통해 감염 여부를 확인한 후 독감 등 호흡기 질환에 대한 검사와 치료를 진행하는 것이 현명하게 건강을 지키는 길입니다.

잊지 말아야 할 것은 인플루엔자와 코로나19 모두 마스크를 올바르게 착용하면 전염력이 떨어진다는 점입니다. 마스크를 착용하고 손을 꼼꼼하게 씻고 손 소독제를 사용하는 등 위생에 신경 써야 합니다.

5

바이러스 **잡는 백신**

"앞으로 몇십 년간 만약 무엇인가가 1천만 명이 넘는 사람들을 죽인다면 그것은 아마도 전쟁이 아니라 매우 전염성이 강한 바이러스일 것입니다." 마이크로소프트 기술고문 빌 게이츠[Bill Gates]가 2015년 TED 강연에서 한 말입니다. 제가 어릴 적만 해도 전쟁이나 천재지변이 일어날까 무서워했습니다. 전쟁 관련 이야기를 듣거나 TV에서 본 날에는 이불을 머리끝까지 뒤집어쓰고 오들오들 떨며 밤을 지샌 적도 있었죠. 하지만 지금은 빌 게이츠의 말처럼 우리의 최대 적은 바이러스입니다.

바이러스에 감염되지 않도록 미리 예방할 방법은 없을까요? 우리 몸에 질병이 생겼을 때 우리는 어떻게 스스로 회복하는지, 이른바 면역 작용에 대한 연구는 거의 이루어지지 않다가 19세기

말에야 학문으로 인식되기 시작했습니다. 이후 발전에 발전을 거듭한 현대 의학은 예방 접종 외에도 원하는 질병을 치료하기 위해 약물이나 다른 물질로 신체의 면역 체계를 조작하기에 이르렀습니다. 이때 가장 중요한 점은 신체의 건강한 조직은 그대로 두고 외부에서 침입한 물질만 파괴해야 한다는 것이지요.

능동 면역과 수동 면역

면역은 크게 능동 면역과 수동 면역으로 나눌 수 있는데요. 외부에서 체내로 들어간 항원antigen(병원체)에 의해 숙주 자신이 항체를 만들어 면역을 얻는 방법이 능동 면역입니다. 항원에 특이적인 체액성 면역 반응 또는 세포성 면역 반응을 생성하도록 면역 체계를 자극해 수년간 또는 평생 지속하는데요. 해당 병원체에 노출되면 우리 몸에는 자동으로 능동 면역이 생성됩니다. 항원에 노출된 후에는 기억 B 세포memory B cell들이 혈액 속을 돌아다니다가 증식해 해당 항원에 또다시 노출되면 항체antibody를 신속하게 만들어서 방어합니다. 이를 면역 기억이라고 하지요.

한편 우리 몸에서 스스로 항체를 만드는 것이 아니라, 항체나 항체가 포함된 혈청을 우리 몸에 투여해서 감염 질환을 예방하거나 치료하는 방법을 수동 면역이라고 합니다. 인공적으로 면역을 만드는 것이지요. 면역 체계와 상호 작용하며 마치 감염된 것 같은 효과를 내는데요. 우리 몸이 병원균의 침입을 받았을 때 얼마나 빨리 외부 물질을 인지하고 충분한 양의 방어 체계를 수립하느냐에 따라 저항성이 결정됩니다. 이에 대해서는 2장에서 더 자세하게 알아보겠습니다.

인공으로 만드는 면역, 백신

백신은 미생물 병원체가 일으키는 질병을 예방하고 치료하기 위해 병원체나 병원체에서 나온 독성 물질을 아주 약하게 만든 인공 항원입니다. 체내 면역계만으로는 모든 질병을 막아낼 수 없기 때문에 우리는 백신을 접종합니다. 백신을 몸속에 넣는 과정을 면역 조치 또는 예방 접종이라고 하지요.

과거에는 사백신과 생백신이 차이가 있었으나, 최근에는 백신 제조 기술의 발전으로 거의 차이가 없습니다. 예를 들어 일본 뇌염 접종의 경우 사백신, 생백신 모두 맞을 수 있는데 어느 백신이든 예방 접종을 완료하면 효과는 거의 같습니다. 같은 접종이라도 생백신과 사백신은 접종 시기나 횟수가 다를 수 있으므로 꼭 확인하고 접종해야 합니다. 독감 백신을 예로 설명해보겠습니다. 독감 백신을 맞으면 우리 몸은 항원(독감 백신의 경우 인플루엔자 바이러스)에 대한 항체를 생성하고 기억해둡니다. 실제로 독감 바이러스가 우리 몸에 들어오면 그에 맞는 항체를 생산해내어 독감에 걸리더라도 가볍게 앓고 지나가는 것이지요. 독감 백신은 유효 기간이 4~8개월 정도로 짧으나, 홍역이나 황열 백신처럼 한번 접종하면 사람에 따라 평생 추가 접종이 필요하지 않은 것도 있습니다.

고마운 백신이 나오기까지

우리가 알고 있는 백신들은 지금까지 엄청나게 많은 시행착오를 겪으며 만들어진 결과물입니다. 제너Edward Jenner가 발견한 천연두 예방법 이후 미생물학의 아버지라고 불리는 프랑스의 파스퇴르Louis Pasteur와 세균학의 창시자로 알려진 독일의 코흐Robert Koch 덕분에 효모와 세균에 대한 개념이 생겼고 본격적인 연구들이 이루어지게 되었습니다.

열정적이고 즉흥적인 성격을 가진 화학 교수이자 미생물학자였던 파스퇴르는 연구를 통해 세균이 질병을 일으킨다는 것을 입증했습니다. 이후 백신에 대한 개념을 처음 정립하고 탄저병과 광견병 백신을 개발했습니다. 그의 주도로 1888년에 설립된 파스퇴르 연구소는 1980년대 말 에이즈의 원인인 인간 면역 결핍 바이러스HIV를 최초로 확인해내는 등 여전히 세계적으로 명성을 날리고 있지요.

독일의 작은 시골 마을 의사였던 코흐는 특정 미생물이 원인이 되어 질병이 발병할 수 있다는 것을 알아냈습니다. 최초로 탄저균, 콜레라균, 결핵균을 발견하고 세균에 대한 기본 개념과 '로베르트 코흐의 4원칙'을 정립했지요. 투베르쿨린tuberculin을 발견해 디프테리아diphtheria 혈청 연구와 결핵균 감염 여부를 테스트하는 데 사용하기도 했습니다.

영국의 외과 의사 리스터Joseph Lister는 파스퇴르 연구를 토대로 세균성 발열에 대해 연구했습니다. 공기 중 전염성 미생물에 대한 연구로 수술 시 소독제 사용의 중요성을 알게 되었고 수술 도구 소독과 수술 전 손 씻기를 주장했지요.

파스퇴르와 코흐는 20여 년간 서로의 연구에 대해 논쟁하고 경쟁하면서 백신의 무한한 발전을 이루어냈고 후속 연구의 초석이 되었으며 치료에 대한 희망의 등불이 되었습니다.

백신과 면역 반응

백신을 맞으면 우리 몸에는 어떤 반응이 일어날까요? 1차 면역 반응으로 미량이나 희석된 항원을 주입하면 항체를 생산해서 항원을 제거하는 형질 세포plasma cell와 항원의 모양을 기억하는 기억 세포memory cell를 몸에서 만들어냅니다. 이때 형질 세포는 항원을 제거하는 면역 작용을 일으키기 때문에 백신을 주입한 직후에는 염증이나 통증 같은 증상이 일어날 수 있습니다. 이후에 병원체가 체내에 들어오면 1차 면역 반응에서 일어난 기억 세포가 재빠르게 많은 수의 형질 세포로 분화해서 면역 작용을 하게 해주는데 이를 '2차 면역 반응'이라고 합니다. 기억 세포가 항원의 모양을 기억하기 때문에 항원을 막아낼 수 있습니다.

백신을 만들어내기 위해서는 면역 체계가 어떻게 반응할지, 누구를 위해서 백신을 만들어낼지 등 여러 요소를 고려해야 합니다.

백신의 종류

1. 약독 생백신(생바이러스 백신, live attenuated vaccines)

미량이나 희석한 병원체를 주입해서 항체를 생산해낸다. 병원성을 약화한 생균을 접종해 자연적인 감염과 매우 유사하게 만들어 질병을 예방하기 때문에 강력하고 오래 지속하는 면역 반응을 만들어낼 수 있다. 1~2회 접종만으로도 병을 일으키는 항원에 대해서 평생 면역을 얻을 수 있다. 병원체가 소량 들어 있거나 희석되어 있긴 하지만 바이러스나 균을 접종하는 것이기 때문에 면역력이 약한 사람이나 장기 이식자는 주치의와 상담이 필요하며 냉장 보관이 필수다.

예: 홍역-볼거리-풍진 혼합백신, 로타바이러스 · 어린이 장염 바이러스, 천연두, 수두, 황열병, 대상포진

2. 사백신(불활성화 바이러스 백신, inactivated vaccines)

죽은 질병 균을 접종한다. 지속적인 면역을 얻기 위해서는 여러 번 추가 접종해야 한다.

예: A형 간염, B형 간염, 독감(코에 뿌리는 약독화 생백신도 있다), 소아마비, 광견병

3. 아단위, 재조합, 다당류, 접합체 백신(subunit, recombinant, polysaccharide, conjugate vaccines)

균의 단백질이나 바이러스의 외부 껍질 단백질과 같이 일부분만 주
입한다. 면역력이 약한 사람이나 장기 환자에게도 사용할 수 있지만
지속 기간이 짧아 추가 접종을 해야 한다.
예: Hib, 인간유두종 바이러스, 백일해(파상풍·디프테리아·백일해
백신 Tdap), 폐렴 구균성 질병, 수막 구균성 질병

4. 무독화 백신(toxoid vaccines)

무독화 독소를 이용한다. 지속적인 예방을 위해서 추가 접종이 필요하다.
예: 디프테리아, 파상풍

백신 맞을까 말까?

끊임없는 과학의 발전과 백신 개발에도 불구하고 예방 접종에
대한 공포와 우려의 소리가 있습니다. 백신 반대 운동을 비롯해
우리나라에서도 안아키(약 안 쓰고 아이 키우기를 주장하는 인터넷 카
페 모임)가 유행하면서 아이들을 자연 치유로 낫게 할 수 있다는
주장으로 논란이 일기도 했습니다. 예방 접종에 대한 불신이 드러
난 사례인데요. 그렇다면 백신을 맞지 않아도 될까요?

한마디로 말해서 그렇지 않습니다. 예방 접종은 해야 합니다.
'벼룩 잡으려다 초가삼간 태운다'라는 속담처럼 예방 접종의 부
작용을 우려하다가 질병을 키울 수 있기 때문입니다. 예를 들어
소아마비를 일으키는 폴리오바이러스^{poliovirus}에 감염되면 운동 신

경 세포가 파괴되고, 심각한 경우에는 사망에 이를 수 있습니다.

2020년 기준으로 환자의 면역 체계를 동원하는 비소세포 폐암 백신을 포함한 암용 백신 108개, HIV 감염 예방 백신을 비롯한 전염병 백신 125개, 땅콩 알레르기 표적 백신을 비롯한 알레르기 백신 14개, 신경계 질환 발달과 관련된 아밀로이드 베타 단백질을 표적으로 하는 백신을 포함한 알츠하이머 백신 2개가 개발되었으며, 신종 코로나바이러스를 예방할 수 있는 백신을 개발하기 위해서 연구자들은 지금 이 순간에도 밤낮없이 연구를 지속하고 있습니다.

코로나19 백신은 언제쯤?

몇몇 감염병 전문가들은 코로나19는 독감처럼 백신으로 종식될 수 있는 질병이 아니라고 합니다. 코로나바이러스-19에 대해 과학적으로 정확하게 규명된 바가 없기 때문이죠. 백신 개발이 시급한 지금 백신 개발이 더딘 이유가 뭘까요?

첫 번째로 WHO는 바이러스 샘플 6만 개를 조사한 결과, 바이러스 중 약 30%에서 변이가 있었다고 발표했는데요. 코로나바이러스-19의 경우 복제 과정에서 돌연변이가 잘 일어나는 RNA 바이러스여서 염기 서열 중 어디에서 변이가 생겼는지가 중요하며 이로 인해 백신의 효과가 떨어질 수 있어서 백신 개발에 어려움이 있다고 합니다.

두 번째로 백신에 대한 안전성 확보가 어렵다는 문제점이 있습니다. 우선 기존의 뎅기열 백신, 호흡기 세포 융합 바이러스[RSV] 백신, 사스 백신의 개발 당시 항체 의존적 감염 촉진[ADE] 현상이 보고되었는데요. 백신을 맞은 후 해당 바이러스에 감염되었을 때 증상이 오히려 심하게 나타나는 것을 말합니다.

마지막으로 1~3상 임상 시험과 같은 일반적인 백신 개발 과정이 최소 5~10년 정도 걸리는 데에 비하여 코로나19의 경우 백신 개발을 서두르고 있어 안정성 확보에 어려움이 있을 것으로 생각됩니다. 점점 빨라지는 변이에 대응하면서 코로나19를 예방할 수 있는 백신을 개발하기 위해서는 앞으로 많은 연구가 필요합니다. 하루빨리 상용화할 수 있는 안전한 코로나19 백신이 개발되기를 간절히 바랍니다.

바이러스가 유행할 때도 챙겨야 할 예방 접종

아직 코로나19를 예방할 수 있는 상용화된 백신이 없는 상황에서 우리는 어떻게 해야 할까요? 코로나19를 직접적으로 예방할 수는 없지만 이 상황에서도 꼭 챙겨야 할 접종에 대해 이야기해 보고자 합니다.

첫 번째는 독감 예방 접종입니다. 매년 10월 중순이면 독감 예방 접종 시기가 돌아옵니다. 특히 2020년 10월처럼 코로나19가 유행할 때에는 꼭 독감 예방 접종을 해야 합니다. 임상적 증상만으로는 독감인지 코로나인지 구별하기가 어렵고 동시에 두 바이러스에 감염될 수 있기 때문에 백신이 있는 독감을 예방 접종으로 조기에 막는 것이 중요합니다. 2020년에는 코로나19와 독감의 동시 유행을 막기 위해서 정부에서는 접종 시기를 앞당기고 무료 지원 대상자도 확대했는데요. 독감 예방 접종을 한다고 바로 효과가 나타나는 것이 아니기 때문에 10월에는 독감 예방 접종을 꼭 해야 합니다.

두 번째, 폐렴 예방 접종(폐렴 구균 예방 접종)입니다. 폐에 염증이 발생하면 폐렴이 되는데요. 세균이나 바이러스에 의해서도 감염됩니다. 감염자와 직접 접촉하거나 기침이나 재채기로 전파되기도 하며, 방치된 감기나 독감으로 염증이 발생하기도 합니다. 호흡기 질환이기 때문에 독감처럼 코로나19와 비슷한 임상적 증상을 보입니다. 어린아이나 고령자는 폐렴에 더 취약하기 때문에 폐렴에 걸릴 경우 패혈증과 같은 합병증을 피하기 위해서라도 백신으로 예방하는 것이 중요합니다. 폐렴 구균 예방 접종을 하면 폐렴을 50~80% 예방할 수 있으며 고혈압, 당뇨 등 만성 질환자와 임신부, 면역이 떨어진 사람들은 예방 접종을 하기 전에 반드시 주치의와 상담해야 합니다.

마지막으로 Tdap 예방 접종(파상풍, 디프테리아, 백일해 예방 접종)

입니다. 이 중 특히 2군 법정 감염병인 백일해는 호흡기를 통해 전파되는데요. 예전에는 100일 동안 기침을 한다고 하여 '백일해'라는 이름이 붙었습니다. 백일해는 전염성이 강하고 초기에는 감기와 비슷한 콧물, 재채기, 기침과 같은 증상을 지속하다 심한 기침을 합니다. 특히 임신부와 만성 질환자의 경우 접종을 적극적으로 권장합니다. 백일해는 2019년 12월부터 독감과 더불어 임신부를 위한 추천 예방 접종에 포함되었는데요. 백일해 감염 시, 발작성 기침 등으로 신생아 건강에 위협이 되기 때문에 임신부가 있는 가정은 가족 구성원 모두가 Tdap 접종을 하는 것이 좋습니다.

면역은
나의 힘

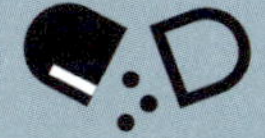

코로나19 때문만이 아니라 평소 각종 질병을 예방하기 위해서라도 면역력을 지키는 것이 중요합니다. 특히 감염병이 유행하는 시기에는 고혈압, 당뇨와 같은 만성 질환이 있는 사람들은 면역력을 올리는 데 더 집중해야 하지요. 우리는 흔히 "면역력이 약한 거 아니야? 밥 잘 챙겨 먹어"라는 말을 하는데요. 어떻게 하면 면역력을 강화할 수 있을까요? 말처럼 밥만 잘 챙겨 먹으면 될까요?

면역력을 강화하기 위해서 이것저것 챙겨 먹고 있기는 한데 정작 면역력이 무엇인지, 어떻게 해야 올릴 수 있는지 모르는 경우가 더 많습니다. 1장에서는 바이러스에 대해서 알아봤으니 이제 우리 몸속의 면역 체계들이 어떻게 작용하고 있는지 알아볼까요?

면역^{immunity}은 감염이나 질병에 대항해 병원균을 죽이거나 무력화하는 상태를 말합니다. 우리는 이미 선천 면역 체계를 가지고 있고, 감염이나 예방 접종을 통해 후천 면역을 얻을 수 있습니다. 우리가 모르는 사이에도 면역 체계는 외부에서 침입한 병원균과 끊임없이 싸우고 있습니다.

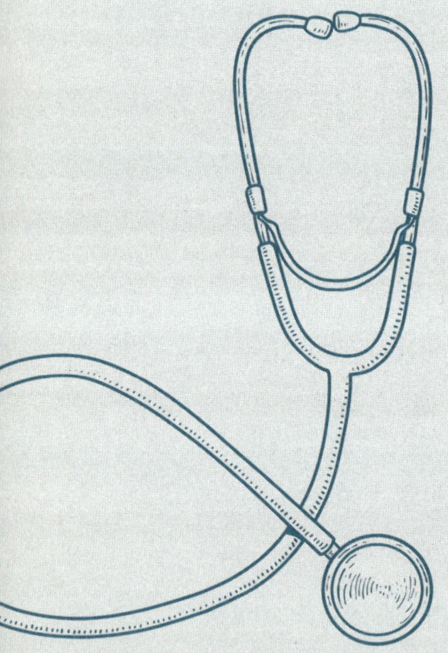

1

바이러스와의
전쟁에서 살아남는 법

    1장에서 알아본 바와 같이 신종 바이러스란 인류가 한 번도 겪어 보지 못한 새로운 감염병을 일으키는 병원체를 말합니다. 그래서인지 어떤 이는 코로나19를 제3차 세계 대전으로 비유하기도 하는데요. 우리는 지금 바이러스와 전쟁을 하는 것과 다름없습니다.

    2009~2010년 전 세계를 떠들썩하게 했던 신종 플루도 발생 당시에는 신종 바이러스로 큰 피해와 사상자를 냈습니다. 현재는 치료제와 예방 접종이 있지요. 지피지기면 백전불태知彼知己 百戰不殆라는데, 우리는 적을 잘 알지도 못할뿐더러 심지어 적이 눈에 보이지도 않습니다. 그렇기 때문에 지금 가장 중요한 것은 적이 침입하기 전에, 예전에 얻은 사전 지식을 통해서 최대한 예방하는 것입니다.

중세 시대에는 전염병을 나쁜 공기나 신의 저주로 인한 천벌이라고 여겼습니다. 인플루엔자가 유행하는 것은 하늘에 걸린 신비한 별들의 영향을 받았기 때문이라며 영향을 뜻하는 인플루언스influence가 인플루엔자의 어원이 되었다고 합니다. 별 때문에 생기는 인플루엔자라니 인플루엔자가 우리 생활에 끼치는 영향과는 상반되게 어원만은 낭만적이지요.

인류를 떨게 한 전염병

전염병을 퇴치하기 위한 인류의 노력은 1796년 제너의 천연두 백신 개발(종두법)에서부터 본격적으로 시작됩니다. 동네마다 비디오 대여점이 있던 시절, 비디오를 틀기만 하면 나오던 경고 문구 기억하나요? '옛날 어린이들은 호환 마마, 전쟁 등이 가장 무서운 재앙이었으나 현대 어린이들은 무분별한 불량 불법 비디오를 시청함으로써……' 얼마나 무서운 질병이면 음란물 테이프의 경고문에 전쟁과 호환 마마가 나란히 등장했을까요? 호환 마마라고 불리던 천연두는 역사상 가장 많은 사망자를 냈고, 살아남았더라도 실명·사지 변형·곰보 자국 등 후유증이 무시무시한 질병이었습니다.

1860~70년대 파스퇴르와 코흐가 전염병의 원인이 미생물임을 밝혀낸 이후, 1928년 플레밍Alexander Fleming은 항생제 개발에 성공

했습니다. 이렇게 병원체에 대한 연구가 활발해지고, 항생제·백신·위생이 보편화되자 전염병이 급격하게 줄어들기 시작했습니다. 그래서 1950~60년대 미국 공중보건국장은 지구상에서 전염병이 사라질 것이라며 낙관적으로 예측했고, 실제로 1977년 마지막 감염자를 끝으로 천연두는 완전히 박멸된 최초의 전염병으로 WHO에 기록되었습니다.

날로 막강해지는 신종 바이러스

위생 시설이 증가했음에도 불구하고, 1970년대 말~1980년대 초 항생제 내성균·에이즈·에볼라·지카·사스·신종 플루·메르스·웨스트나일 뇌염까지 다양한 신종 감염병들이 지속해서 등장했습니다. 그리고 2020년 코로나19까지 등장했지요. 신종 감염병의 등장 주기가 점점 더 빨라지고 있으며 신종 바이러스가 출현할 때마다 전 세계적으로 경제 대공황뿐 아니라 다양한 분야에서 피해가 급증하고 있습니다.

2013년 A형 조류 인플루엔자가 처음 등장했을 때에는 조류에서만 감염을 일으켰지만 이후에 사람에게도 옮길 수 있도록 바이러스가 변이되었고 감염 후 치사율이 41%나 됐습니다. A형 조류 인플루엔자처럼 새로 생겨나는 신종 감염증은 대부분 사람과 동물 사이에서 상호 전파되는 병원체에 의한 전염성 질병인 인수 공통 감염병이라는 공통점을 가지고 있습니다. 정글 탐험, 야생 동물의 포획, 자연 개발과 같은 여러 이유로 사람과 동물의 생활권이 겹치면서 동물이 지니고 있던 병원체가 사람에게 넘어왔으리라 추측되는데요.

바이러스를 가지고 있는 동물이 사람에게 직접 옮기기보다는 중간 숙주를 끼고 옮기는 것이 일반적입니다. 사스는 사향고양이, 메르스는 낙타가 중간 숙주였습니다. 바이러스는 중간 숙주를 통해 유전자를 대량으로 증식하고, 복제와 증식 과정에서 돌연변이를 일으키면서 새로운 변종 바이러스를 만들어냅니다. 물론 대부분의 돌연변이는 적응하지 못하고 소멸하지만 이러한 환경 속에서도 꿋꿋하게 살아남은 몇몇 돌연변이 바이러스는 신종 바이러스가 되어 인류를 위협하게 되지요. 게다가 쉽게 변이가 일어나 치료제나 백신을 개발하기 어렵다는 난제가 있습니다.

바이러스는 환경, 기후, 위생 상태 등에 따라 많은 영향을 받기 때문에 특정 상황 또는 감염 위치에 따라 감염이 되기도 하고 안 되기도 합니다. 특히 면역 상태에 따라 달라집니다. 그래서 항상 면역력을 높이라고 이야기하는 것이지요. 예를 들어 혈관 벽에 나타나는 악성 종양 중 하나인 카포시 육종과 관련된 헤르페스바이러스KSHV(발암 바이러스라 불리는 인간 암 바이러스의 하나)는 일반 사람들에게는 큰 문제가 되지 않지만 인간 면역 결핍 바이러스에 감염된 에이즈 환자나 장기 이식 환자와 같이 면역력이 떨어져 있는 사람에게는 암을 발생시킬 수 있죠.

면역의 재발견

각종 바이러스나 외부 물질이 몸속으로 들어오면 면역 조직의 면역 체계가 발동해 우리 몸에 해로운 영향을 끼치지 못하도록 방어를 시작합니다. 마치 전쟁이 일어나는 것과 같죠. 우리 몸은 겉으로 보기에 평온해 보이지만, 눈으로 볼 수 없는 아주 작은 세포부터 호르몬까지 매일 서로에게 영향을 주며 성장과 사멸을 반복하고 있습니다. 이제부터는 또 다른 신종 감염병이 생겨났는지, 어느 지역에서 코로나19 확진자가 몇 명이나 나왔는지 알림 문자에 집중하기보다는 이 상황을 어떻게 대처하느냐에 집중해야 할 때입니다.

신종 바이러스에 대항하기 위해서는 건강한 사람이라도 평소 면역력을 높이는 것이 좋습니다. 즉, 바이러스라는 알 수 없는 적에 대항하기 위해서는 침입하기 전에 성벽을 튼튼하게 만들어야 합니다(예방 접종). 그리고 전쟁에 참여할 병사들의 건강을 챙겨야 하는데, 우선 병사들에게 군량미(균형 잡힌 식사)를 제공하고, 병사들의 체력을 키워야 합니다(운동). 즉, 병사들을 튼튼하게 만들어 적이 언제 침입하든 대비하는 것이죠.

면역력은 하루아침에 생겨나는 것이 아니기 때문에 평소 균형 잡힌 식습관, 규칙적인 생활습관 그리고 정신 건강을 지키는 것이 아주 중요합니다. 면역력을 챙기기 위해 나만의 매일 루틴을 만들어 보는 것은 어떨까요? 저만의 매일 루틴을 소개합니다. 아침 일찍 일어나서 좋아하는 채소가 가득한 아침 식사를 하고, 직장에서 친구 그리고 동료들과 즐겁게 일합니다. 퇴근 후에는 사랑하는 사람과 손 꼭 붙잡고 동네를 산책한 뒤 잠자기 전에는 드뷔시 Claude Achille Debussy의 〈달빛 Clair de lune〉을 틀고 누워 도란도란하며 시간을 보냅니다. 이렇게 작지만 소중한 일상들이 여러분의 면역력을 향상할 수 있습니다. 면역 증진을 위한 여러분만의 매일 루틴을 만들어 실천해보세요.

2

면역, 넌 누구냐

세균, 바이러스, 기생충처럼 우리 몸 세포와는 다른 조직 세포를 항원이라고 하는데요. 항원이 체내에 침입하면 면역계는 이를 우리 몸의 일부가 아니라고 알아채고 공격합니다. 같은 항원이 다시 침입할 것에 대비해 면역 반응을 준비하기도 하고요. 그렇기 때문에 아직 항체를 만들어내지 못한 신종 바이러스를 이겨내기 위해서는 선천 면역력을 지키는 것이 무엇보다 중요합니다.

내 안의 주치의, 면역

다 같이 짜기라도 한 듯 텔레비전, 책, 유튜브에서까지 모두 면역력을 지켜야 한다고 말합니다. 면역은 도대체 무엇일까요? 면역이란, 체내 면역 세포 및 면역 시스템이 작동해서 감염이나 질병에 대항해 병원균을 죽이거나 무력화하는 것을 말합니다. 우리 몸속 조직들은 각종 질병을 극복할 수 있도록 다양한 세포들로 구성되어 있습니다. 우리는 아프면 병원부터 가는데요. 이미 우리 몸속에는 우리 자신만을 위한 주치의인 면역 체계들이 24시간, 365일 대기하고 있습니다. 면역 체계는 세균이나 바이러스와 같은 외부 물질이 들어오면 적으로 구별해 방어하기도 하고 공격하기도 해서 몸을 지켜내는 세포, 분자, 조직으로 구성된 군대이자 주치의인 셈이죠.

적이 나타났다!_ 1차 방어 체계 작동

면역 체계가 우리 몸에서 어떻게 작동하는지 알아볼까요? 바이러스에 노출되면 일차적으로 우리 몸 곳곳에 있는 경비 초소의 감시 체계가 작동합니다. 우선 눈, 코, 입과 같은 기관에서 외부 물질을 차단하기 위해 1차 방어 체계가 사이렌처럼 위험을 알리며 일하기 시작하지요.

피부는 가장 튼튼한 성벽으로 적이 몸 안으로 들어오지 못하게 막아줍니다. 피부는 겉을 감싸고 있는 표피와 바로 아래 진피로 구성되어 있는데, 각질화된 표피는 병원체의 침입을 막는 튼튼한 방어벽이 됩니다. 우리 눈에 보이는 피부인 표피 세포는 케라틴^{keratin}과 멜라닌^{melanin}을 생성하고 면역 방어에도 참여하는데요. 표피가 손상되어 병원체가 몸속으로 들어오면 방어 작용이 시작됩니다. 이때 분비되는 땀과 피지는 방수 역할을 합니다.

소화관의 소장과 대장에는 **점막**(점액층)이 있습니다. 점막에는 외부 항원을 걸러내기 위해서 계면활성 물질과 면역 글로불린(항체) 같은 면역 물질이 녹아 있어 바이러스나 균이 상피 세포까지 침입하지 못하게 합니다. 평소 점막을 촉촉하게 유지해야 면역계를 건강하게 지킬 수 있습니다. 소화기의 점막은 바이러스를 막는 훌륭한 방어벽인 셈이죠.

외부의 먼지나 바이러스, 균이 들어왔을 때 눈에서 **눈물**이 난 적이 있나요? 눈물 또한 외부 물질이 들어오면 씻어 내보내는 방어 체계 중 하나입니다.

먼지가 코안으로 들어오면 재채기가 난 적 있지요. **코털**은 공기 중 외부 입자를 걸러주는 여과기 역할을 하고, 기침이나 재채기로 병원체를 체외로 날려버립니다.

편도선은 호흡계의 시작 부위에서 흡입된 병원체를 막는 면역 기능을 담당하는데, 그중 섬모는 흡입된 외부 물질을 목구멍 위쪽이나 바깥쪽으로 내몹니다.

외부 물질이 폐(허파)로 들어가면, 기관지 끝의 포도송이처럼 생긴 **허파꽈리**(폐포)가 작동합니다. 호흡할 때 가스 교환 작용을 하는 허파꽈리 표면에는 대식 세포 macrophage가 있어 외부에서 들어온 입자와 미생물들을 잡아먹는 대식 작용을 합니다.

입과 소화기도 살펴볼까요. **침**은 항균 성분이 있어 치아 주변을 깨끗하게 유지해주고 세균을 억제하는 역할을 하는데요. 세균이나 바이러스가 입을 통과해서 소화 기관까지 들어간다고 하더라도 소화액인 위산으로 녹이기도 하고, 장내 세균 층이 항균 물질 역할을 하므로 괜찮습니다.

비뇨·생식기에서는 **오줌**이 몸에 들어온 병원체를 내보내는 역할을 합니다.

적이 침입했다!_ 면역 체계 작동 시작

이렇게 많은 경비 초소를 모두 피해 병원체가 침입하는 데 성공했다면 우리 몸에는 어떤 일이 벌어질까요? 독감 바이러스를 예로 알아보겠습니다.

인플루엔자 바이러스가 떠돌아다니다가 사람의 기도 점막을 만나면 찰싹 붙어서 감염을 일으키기 시작합니다. 그러면 우리 몸의 면역 체계도 대응하기 시작하죠. 혈액 속을 돌아다니며 순찰하던 순찰병, 호중구neutrophil(백혈구 중 하나)는 점막 세포에서 증식하고 있는 바이러스를 발견합니다. 이와같이 바이러스가 침투하면 호중구와 대식 세포가 가장 먼저 바이러스와 만나게 되는데요. 백혈구의 50~70%를 차지하는 호중구는 혈관을 돌아다니다가 각종 바이러스와 세균에 가장 먼저 맞서지요.

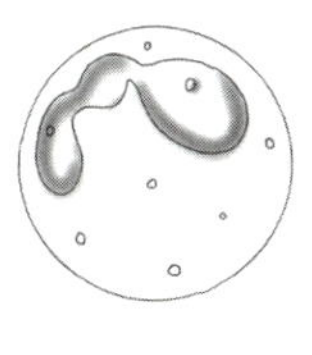
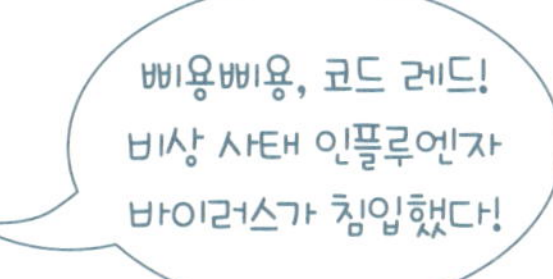

호중구

호중구는 바이러스 증식을 억제하기 위해 공격을 시작합니다. 연락을 받고 달려온 대식 세포는 등장과 동시에 수지상 세포에게 메시지를 보냅니다.

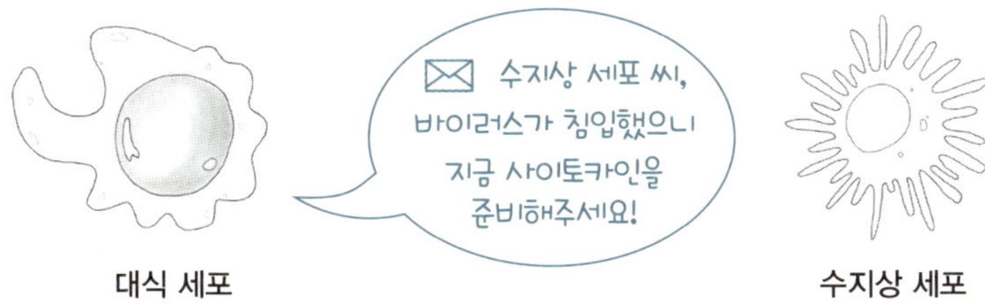

대식 세포   수지상 세포

호중구가 적을 다 무찌르지 못하면 등장하는 대식 세포는 바이러스와 이물질, 죽은 세포를 먹어 없애버립니다. NK 세포$^{natural\ killer\ cell}$(자연 살해 세포)는 선천 면역 세포들 중 가장 강력한 세포로 조금이라도 수상한 모습을 보이는 것은 모두 공격해 제거해버립니다. 혈액이나 림프 속에 존재하던 항체가 바이러스에 달라붙으면 항체를 구분하는 NK 세포의 항체 수용체가 작동하여 공격을 시작하지요. 항체는 바이러스 인식표인 셈입니다. 바이러스라는 이

인식표가 붙어 있는 것들만 골라서 공격하지요. NK 세포는 바이러스 말고도 암세포를 발견하면 화학 물질을 분비해 암세포막에 구멍을 내서 없애거나 자살을 유도하기도 합니다.

이렇게 면역 세포들이 감염된 세포를 파괴하고, 수지상 세포가 준비한 사이토카인이 분비되면 우리 몸에는 발열, 근육통 같은 염증 반응이 나타나는데요, 염증 반응으로 생기는 부산물인 고름은 침입자와 싸우다 죽은 백혈구의 시체입니다. 열에 약한 바이러스는 이 단계에서 사멸하기도 합니다. 면역력이 강한 사람은 이 단계에서 감염 진행을 멈출 수 있지만, 약한 사람은 다음 단계인 2차 면역 반응을 시작합니다.

적 방어 실패_ 2차 면역 반응 시작

출동한 수지상 세포는 죽어 있는 바이러스를 한입 먹어보고 침입자에 대한 정보를 T 세포^{T cell}에게 알려줍니다. 호중구와 바이러스가 싸울 때부터 우리는 적을 파악하기 시작하는데, 이제는 적을 알고 그 적에 맞는 맞춤형 공격을 해야 할 시기입니다.

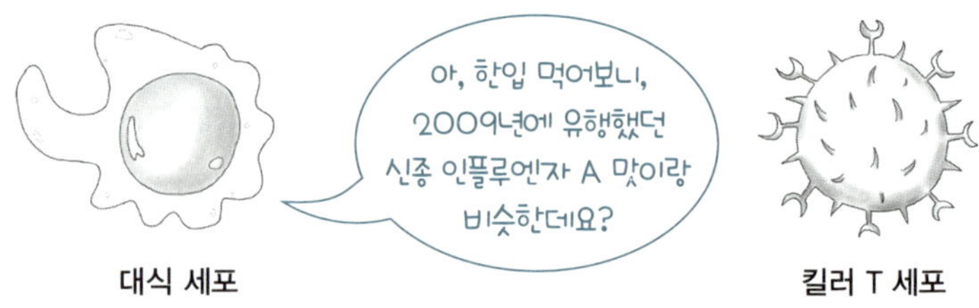

대식 세포　　　　　　　　　　　킬러 T 세포

　대식 세포가 잡아먹은 바이러스에 대한 정보는 백혈구의 일종
인 헬퍼 T 세포^{helper T cell}에게 전달되고, T 세포는 바이러스를 인식
해 메모해둡니다. 훗날을 위해서죠.

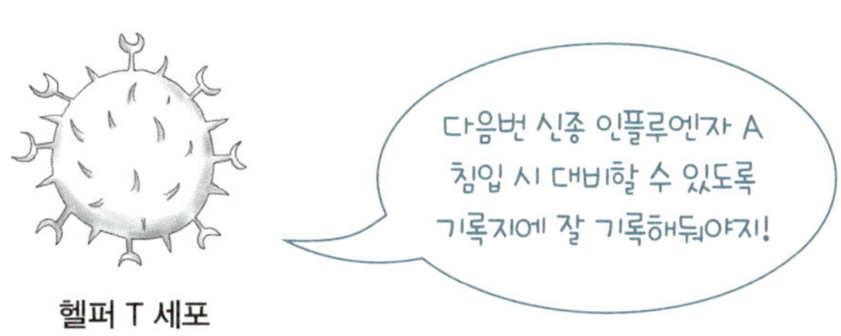

헬퍼 T 세포

　헬퍼 T 세포는 인터류킨 2^{interleukin 2}라는 물질을 분비해서 헬퍼
T 세포를 증식하고 자극해 바이러스에 감염된 세포를 찾아 파괴
합니다. 이 과정에서 편도선이 부어 아프거나, 코가 막히고 콧물
이 나는 등의 증상이 발생하게 되죠.

　T 림프구는 사이토카인^{cytokine}이라는 염증 물질을 사용하여 B 림
프구에게 적에 대한 정보를 알려줍니다.

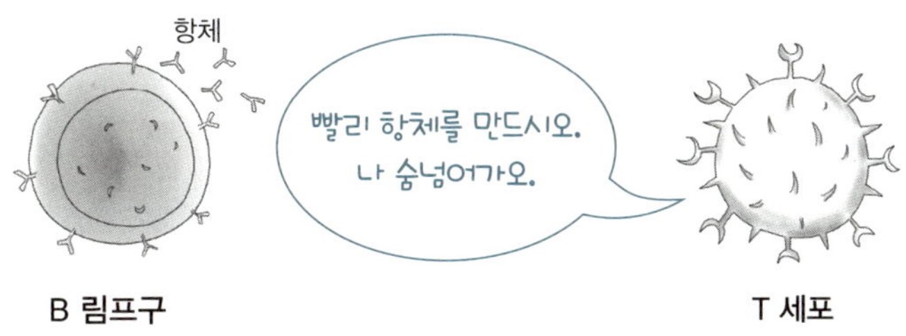

B 림프구　　　　　　　　　　　　　　　　　　T 세포

B 림프구는 인플루엔자 바이러스에 맞는 항체를 생산하고 바이러스에 감염된 세포를 찾아내 적을 무력화합니다. 킬러 T 세포^{killer T cells}는 선별적으로 적을 공격해서 파괴합니다. 이 전쟁은 약 10일 동안 계속됩니다.

전쟁이 끝나도 기억 세포가 이순신 장군의 임진록처럼 전쟁의 기록을 명확하게 남긴 덕분에 같은 바이러스가 또다시 침투하더라도 더 빠르게 대응할 수 있게 되었습니다. 하지만 이 과정에서 B 세포^{B cell}가 항원을 적정량보다 많이 뿌리게 되면 비만 세포^{mast cell}가 항원을 보고 오해를 하게 되어 히스타민^{histamine}을 과도하게 분비하게 되고 알레르기 반응이 일어나게 됩니다.

3

선천 면역 vs 후천 면역

바이러스 말고도 세균이나 기생충이 몸 안으로 침입했다면, 면역 세포들은 제일 먼저 적의 위치를 알아내 적을 사살하는 선발대 역할을 합니다. 우리의 면역계는 건강한 신체 세포들은 놔두고 외부의 침입 물질과 감염된 세포만 찾아내서 선별적으로 파괴합니다.

이 선발대를 기본적으로 태어날 때부터 가지고 있는 선천 면역innate immune system과 예방 접종 등을 통해서 인공적으로 얻은 후천 면역adaptive immune system으로 나누는데요. 선천 면역은 우리 몸에 침입한 그 무엇이든 상관없이 "다 없애 버리겠다!"라며 일단 공격부터 하고 본다면, 후천 면역은 "우리 언제 만난 적 있던가요?"라고 물어본 후 상대를 파악해가며 공격합니다. 선천 면역과 후천

69

면역에 대해서 더 자세하게 알아볼까요?

선제 공격자, 선천 면역

이름으로 알 수 있듯 선천 면역이란 태어날 때부터 가지고 있는 면역입니다. 우리 몸에 외부 물질이 들어올 경우 선천 면역 기능이 가장 먼저 작동합니다. 선천 면역 부대원들은 24시간 근무하는 대기조입니다. T 세포와 B 세포는 평소에 흉선이나 골수에서 대기하고 있다가 세균이나 바이러스, 기생충의 침입이 감지되면 곧바로 출동하지요. 상처가 났을 때도 혈액 속의 백혈구가 상처를 통해 들어온 병원체와 싸운 후 출혈을 막아, 더는 외부 병원체가 몸 속으로 침입하지 못하도록 피브린fibrin이라는 물질을 뿌려 진화합니다.

선천 면역 중에서도 능동 면역이 있는데요. 능동 면역은 우리 몸이 병원체에 노출되면서 자연스럽게 얻은 면역입니다. 특정 미생물에 대한 감염 질환을 앓고 난 후 면역을 얻었기 때문에 수년간 혹은 평생 갑니다. 병원체에 노출된 이후에는 기억 세포들이 그 병원체에 대해 잘 기록해두지요. 같은 병원체가 또다시 침입하면 기록을 찾아보고 항체를 생산해 신속하게 방어할 수 있는데 이를 면역 기억immunological memory이라고 합니다.

면역체들은 외부 침입자들을 어떻게 알아볼까요? 바로 패턴 인식 수용체PRR 덕분입니다. 매일 아침 가던 카페 종업원이 바뀌면 바로 알아채듯이 우리 면역 체계도 몸에 새로 들어온 외부 물질을 바로 알아봅니다. 대표적으로 대식 세포는 지금까지 한 번도 인식하지 못한 바이러스나 세균의 항원을 찾아내고 신호를 보냅니다. 그러면 염증 반응을 증가시키는 사이토카인을 분비하거나, 기타 살균 활성과 관련된 물질들의 유전자 활성을 증가시켜 감염 부위로 백혈구가 모이게 되죠.

백혈구는 감염성 질병과 외부 물질로부터 신체를 보호하는 면역계 세포입니다. 백혈구라고 하면 하나인 것 같지만 사실 백혈구는 과립구(호중구, 호산구, 호염구), 림프구, 단핵구 등이 모인 팀입니다. 같은 부대의 군인이라도 전투병, 행정병, 취사병 등 각자의 역할이 있는 것처럼 백혈구도 모양이나 크기, 핵의 모양과 개체 수 등에 따라 종류가 다양하며 기능 또한 다릅니다. 그렇다면 백혈구에 속해 있는 팀원들은 어떻게 우리 몸을 지킬까요?

과립구granulocyte는 대식 세포가 진화한 형태로 세균, 곰팡이 감염에 대비하며 염증 초기에 반응합니다. 과립구는 호중구, 호산구, 호염구로 나누는데요. 우리 눈에는 안 보이지만 비교적 덩치가 큰 이물질을 잡아먹습니다. 일반적으로 상처가 생긴 후 나오는 고름은 바로 과립구가 이물질과 싸우는 과정에서 생긴 시체인 셈이죠.

바이러스를 감지하면 가장 먼저 반응하는 특공대 역할을 하는 세포인 호중구는 섭식 작용, 효소 분비 등을 통해 외부에서 들어온 병원체를 식별한 뒤 억제하거나 제거합니다. 백혈구 중에서 가장 많고 흔하며, 세포 안에서 이동하다가 침입자를 발견하면 다른 백혈구들을 불러들일 수 있는 면역 물질들을 분비합니다. 염증 반응도 감지할 수 있으며, 혈관 벽을 탐색하여 상처 난 곳과 침입한 항원을 탐식하는 구르기rolling(마치 솔로 벽을 닦아 내듯이)를 하고 혈관 내 벌어진 틈을 통해 자유롭게 이동합니다. 침입자를 발견하면 통째로 잡아먹어 버리죠. 만약 호중구에 이상이 생기면 잡아먹은 세균을 소화하지 못하는데, 세균이 분해되지 않아 호중구 안에서 서식하면 암과 비슷한 염증성 종양인 육아종granuloma이 생길 수 있습니다.

호산구eosinophil는 기생충 감염과 알레르기에 대한 감시, 방어를 담당합니다. 사이토카인을 분비하고 알레르기 반응에 관여하는데요. 특히 염증 말기에 활성화됩니다. 호염구basophil는 면역 반응에 관여하다 손상이 심해지면 히스타민을 분비해 염증 반응을 강화합니다. 게다가 염증 치유 단계에서 항응고제인 헤파린heparin과 혈액 응고를 방지하는 물질을 동시에 방출해 혈액 응고와 응고 방지가 균형을 이루도록 합니다.

대식 세포는 다양한 감염 자극으로 활성화되는데요. 이름 그대로 침입자를 잡아먹는 대식 세포는 백혈구와 함께 가장 먼저 바이러스와 싸웁니다. 외부에서 침입한 인자와 죽은 조직들을 삼켜 제거하기도 하죠. 대식 세포는 바이러스에 대항하며 사이토카인이라는 염증 매개 물질을 분비하고 활성화 산소를 생성해냅니다.

단핵구monocyte는 분화가 가능한 백혈구로 항원 제시 세포antigen pressenting cell이지만 대식 세포로 분화될 수 있습니다. 호중구가 처리하지 못한 세균을 처리하는 식균 작용을 하죠.

비만 세포는 이름과 달리 비만과는 전혀 관련 없고 알레르기 반응과 관련 있는 세포입니다. 점막과 상피 조직에 상주하며 상처, 감염에 대한 정보를 받으면 정보에 따라 화학 전달 물질(히스타민, 세로토닌, 헤파린, 호사구주화성인자, 프로스타글란딘, 류코트리엔 등)을 방출하면서 알레르기 반응을 일으킵니다.

모양이 나뭇가지처럼 생긴 수지상 세포는 백혈구의 단구 그룹에 속하며 바이러스나 균을 먹어 없애기도 하지만 헬퍼 T 세포, B 세포와 상호 작용하면서 체내에 들어온 바이러스와 세균의 정보를 모아 분석하여 B 세포가 항체를 만들 수 있도록 정보를 전달합니다. 미성숙한 T 세포를 활성화하기도 하지요. 즉, 다른 면역 세포들은 수지상 세포의 진두지휘 아래 움직입니다.

보체complement system- C3~ C100는 병원체를 제거하기 위해 면역 작용을 하고, 세균 파괴 기능을 보충하는 물질인데요. 보체 자체가 그대로 세균이나 바이러스와 결합한 뒤 세포에 구멍을 내 이물질을 죽일 수 있습니다. 보체는 선천 면역과 후천 면역 모두에서 기능을 발휘하는데, 식작용의 증진과 염증 활성 및 면역 조절 분자의 분비 등에 관여합니다.

적을 기억해서 무찌르는 후천 면역

후천 면역이란 특정 대상에 특화된 면역 체계로, 바이러스나 세균의 약점을 정확하게 파악하여 작동합니다. 예방 접종도 후천 면역 중 하나로 살아가면서 인위적으로 얻은 면역이라고 할 수 있죠. 예방 접종을 통해 희석된 항체나 항체가 포함된 혈청, 병원균 등을 몸에 주입해 항원에 대한 기억을 심어줘 항원이 몸에 들어왔을 때 즉시 제거할 수 있도록 합니다. 기억하는 항원이 우리 몸에 들어오면 "우리 어디서 본 적 있나요?"라며 공격해야 할 대상을 먼저 파악한 후 반응하므로, 특정 바이러스·세균·세포에만 달라붙어 선천 면역이 하지 못한 역할을 해냅니다. 우리가 선천적으로 가지고 있는 면역만으로는 바이러스로부터 우리 몸을 지켜내기에 충분하지 않기 때문입니다.

그래도 후천 면역이 발동하려면 선천 면역의 도움이 필요합니다. 선천 면역이 세균을 먹기 쉽도록 작게 잘라주어야 후천 면역이 반응할 수 있거든요. 후천 면역은 림프구를 통해 항원의 특이성을 파악하고 한 번 쳐들어온 적군을 기억하는 면역 기억을 바탕으로 작동합니다. 같은 병원체가 다시 침입했을 때 빠르게 면역 반응을 준비할 수 있도록 하죠.

림프구lymphocyte는 림프계, 혈액, 골수에 있으며 T 세포(흉선에서 유래)와 B 세포(골수에서 유래)로 분화하여 호중구와 함께 우리 몸의 면역력을 지키는 역할을 합니다. 림프구는 면역 세포인 B 세포, T 세포, NK 세포, NKT 세포 등을 이릅니다. 평소 림프구는 휴면 상태로 있다가 항원(이물질)이 들어오면 깨어나 항원과 싸우기 위해 1,000배 이상의 림프구를 만드는 분열을 시작합니다. 한번 싸워서 이겼던 병원체의 정보를 기억하는 기억 세포 덕분에 림프구는 그 병원체가 다시 몸속에 들어오면 빠르게 항체를 만들어 퇴치합니다. 대식 세포가 진화된 다른 형태의 세포로 과립구가 처리하지 못하는 바이러스나 먼지, 이종 단백질 같은 세균보다 더 작은 이물질을 처리합니다. 면역의 가장 기초 역할을 하며 백혈구의 30% 정도를 차지합니다.

흉선에서 성숙하는 T 세포는 제어 T 세포, 킬러 T 세포, 헬퍼 T 세포 등으로 나누며, 림프구의 75%를 차지합니다. 최전방으로 출동한 T 세포는 각종 물질을 뿜어내어 전장의 위치를 알리고 많은 면역 세포가 모이도록 만들고 호중구, 대식 세포, B 세포가 항체를 만드는 것을 도와주기도 하는 등 기능을 활성화하거나 분화를 촉진하죠. T 세포는 세포성 면역으로 T 세포 항원 수용체TCR를 통해 우리 몸의 세포와 항원을 구별해 공격을 시작하는데요. 사이토카인을 분비해 감염된 변종 세포에 구멍을 내서 직접 파괴합니다. 즉 대식 세포가 보낸 신호를 B 세포에게 전달하고 적을 쫓아

직접 공격하는 공격수인 셈입니다.

B 세포는 림프구의 25%를 차지하며 골수에서 성숙해 체액성 면역이라고 불리는 항체(면역글로불린)를 만들어냅니다. 즉, 항체를 분비해서 특정 적군이 활동하지 못하게 막을 수 있습니다. 항체로 항원을 공격해 파괴하거나 독성으로 무력화해, 백혈구가 항원을 쉽게 잡아먹을 수 있도록 돕습니다. B 세포 자체는 크기가 커서 혈관을 지나갈 수 없지만 만들어낸 항체는 작아서 혈액 안이나 체액 안으로 들어가 이물질을 처리할 수 있습니다. B 세포는 한번 쳐들어온 적군을 기억하는 능력이 있습니다.

자연 살해 세포라고 불리는 NK 세포는 종양 세포, 바이러스 감염 세포 표면을 관찰해서 바이러스에 감염된 세포나 암세포처럼 조금이라도 이질적인 세포를 감지하자마자 통째로 감싸 제거합니다. NK 세포 한 개는 4개의 암세포를 파괴할 정도로 암세포를 가장 빨리 공격하는 세포입니다. 우리 몸 안에는 1억 개 이상의 NK 세포가 있습니다. 그렇기 때문에 많은 치료제나 신약을 바로 이 NK 세포를 이용해 개발하고 있습니다. 2006년 하버드대학교 의과대학의 발표에 따르면 NK 세포에는 후천 면역 기능이 가지고 있는 면역 기억 기능이 있어, 바이러스의 자살을 유도하거나 죽이기도 합니다. 면역 조절 물질을 만들어내 선천 면역과 후천 면역의 반응을 활성화하여 두 면역 시스템을 연결하는 다리 역할을 하기도 합니다.

앞서 2차 림프 기관에서 림프구가 활성화된다고 했는데요. 림프구는 어떻게 항원(림프구가 인식할 수 있는 면역 반응을 유도하는 분자)을 알아볼까요? B 세포와 T 세포에는 각각 항원을 알아보는 안테나 역할을 하는 수용체가 있어, 각 림프구는 항원에 직접 부착하거나 항체가 분비되어 결합합니다. 이런 수용체는 기억 세포로 분화가 가능한데, 기억 세포의 장점과 특징을 살려 개발한 것이 예방 주사와 백신입니다.

전쟁이다! 발병과 증상

2차 면역계가 발동하면 열이 오르고 콧물, 재채기, 염증 반응이 생깁니다. 백혈구, 항원 항체 반응, 대식 세포와 같은 모든 면역 체계가 총출동하기 때문인데요. 면역 체계와 병원균이 한바탕 전쟁을 치르는 동안 우리 몸에는 고열, 두통, 염증 반응이 동반됩니다. 적군의 수가 많고 증식이 많이 진행되었을수록 그 증상은 더욱 격렬합니다.

감염이나 손상된 조직의 단백질들은 외부 물질을 감지해 사이토카인이라는 수용성 단백질을 분비해 면역 반응을 시작합니다. 이를 염증 반응inflammatory response이라고 합니다. 염증 반응은 크게 열, 통증, 발적, 부종을 들 수 있는데요. 일반적으로 이런 증상이 나타날 때 우리는 감염 때문이라고 생각하지만, 우리 몸을 지키

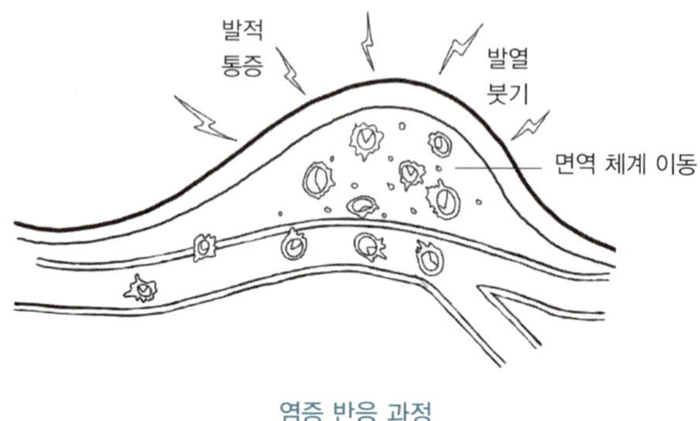

염증 반응 과정

기 위한 증상입니다.

사이토카인은 면역 체계들이 이동할 수 있도록 모세혈관을 확장하기 때문에 혈류가 증가하여 피부가 따듯해지고(열) 붉어집니다(발적). 확장된 혈관이 내피endothelium를 확장시켜 혈장이 새어나가게 되는데(부종) 이때 붓기로 인해 신경 말단에 압력이 가해져 통증이 생기게 됩니다.

사이토카인은 백혈구 및 기타 세포에 의해 분비되는 단백질로 면역 반응을 조절하기 위해 백혈구의 활성을 조절하도록 신호를 보냅니다. 세포끼리 메신저를 보내는 것과 비슷하죠. 필요할 때 메신저를 생산해서 감염 부위로 다른 세포들을 끌어올 수도 있습니다. 외부 침입 물질이나 병원체에 대항하는 무기인 셈이죠. 바이러스나 세균 감염뿐 아니라 스트레스를 받아도 신경계와 면역계가 사이토카인을 활성화해서 분비하기도 합니다. 현재까지 알려진 사이토카인 종류는 500종이 넘으며 계속해서 새로운 사이토카인이 발견되고 있습니다.

면역력이란 특정한 기관에서만 작용하는 것이 아니라 여러 기관과 세포와 물질이 관여하여 시스템을 이루고 있음으로, 외부 침입에 대항하기 위해서는 면역력에 대한 전반적인 관리가 필요합니다. 여러분이 이 책을 읽고 있는 지금 이 순간에도 우리 몸속에서는 세균과 바이러스에 맞서 면역 세포 군단들이 싸우고 있습니다. 면역 시스템이 튼튼하면 스트레스에 강해지고 바이러스성 전염병이나 알레르기성 질환도 예방할 수 있습니다. 평소 면역 세포의 인식 능력이 떨어져 있거나 민감하게 반응하는 경우에는 자가 면역 질환이나 알레르기와 같은 질환이 발생할 수 있기 때문에 면역력 관리가 더욱더 중요합니다. 내가 면역력이 좋은지, 아닌지는 어떻게 알 수 있을까요?

4

나는 면역력이
약한 사람, 강한 사람?

'오뉴월 감기는 개도 아니 앓는다'라는 속담이 있습니다. 아무도 감기에 걸리지 않는데 혼자만 감기로 고생하고, 인플루엔자가 유행하면 인플루엔자에 걸리고, 결막염이 유행하면 결막염에 걸리는 사람들이 있지요. 어디 그뿐인가요. 피로 때문인지 출근하자마자 커피를 마시지 않으면 종일 헤매고, 퇴근해서도 친구와 어울릴 힘도 없고, 주말에도 약속은커녕 집 밖에 나가기도 힘듭니다. 20대 초반에는 다음날 해 뜰 때까지 놀아도 끄떡없었는데 지금은 자정도 안 되어 체력이 바닥나고 아무것도 하기 싫어집니다. 친구는 끄떡없고, 심지어 선배도 괜찮은데, 왜 나만 이럴까요? 바로 면역력이 문제입니다.

기온이 낮을수록 세포의 면역력이 떨어지는데요. 특히 환절기처럼 일교차가 클 때는 자율 신경계의 기능이 떨어져 바이러스에 감염될 확률이 더 높아집니다. 몇 가지 장벽을 거쳐야 해서 바이러스가 우리 몸에 쉽게 들어오지는 못하지만 다양한 경로로 침입을 시도합니다. 사람마다 면역 기능이 차이가 있기에 바이러스에 노출됐다고 해서 누구나 다 질병에 걸리는 것은 아닌데요. 면역력이 강한 사람은 바이러스가 침입해도 발병하지 않습니다. 바로 면역력의 차이죠.

면역력을 떨어뜨리는 주범들

앞서 말했듯이 면역력이 약해지면 감기에 쉽게 걸리거나 알레르기 반응이 생기기도 하고 이유 없이 피곤해집니다. 면역력은 왜 약해질까요? 우리의 면역력을 떨어뜨리는 주요 요인에 대해 하나씩 알아보겠습니다.

1. 스트레스

몸속에 들어온 바이러스가 빠른 속도로 증식해 주위 정상 세포를 공격하고 감염시키기 시작하면 우리 몸에는 염증 반응이 나타나게 되는데요. 평소에 스트레스를 많이 받으면 스트레스 호르몬인 코르티솔cortisol이 나와 염증을 조절하는 기능을 망가뜨립니다. 염증을 조절하는 기능이 망가진 우리 몸은 각종 바이러스와 싸울 힘이 없고, 회복할 힘도 없어 유행하는 바이러스마다 족족 감염됩니다.

스트레스는 만병의 근원이라고들 하지요. 그만큼 스트레스가 몸에 끼치는 영향이 크다는 뜻일 텐데요. 특히 스트레스는 우리의 면역 체계를 약화합니다. 우선 당 분해 조절 기능에 장애를 일으켜 불면증, 영양 불균형, 만성 염증을 유발합니다. 그뿐만 아니라 스트레스는 불안증, 우울증으로 이어져 아드레날린adrenaline 분비를 촉진해 백혈구의 기능을 떨어뜨립니다. 우리 몸의 회복을 담당하는 교감 신경과 부교감 신경은 평소에 균형을 이루고 있다가 스트레스를 받으면 균형이 깨져 교감 신경의 활동이 활발해지면 질병에 쉽게 노출됩니다.

2. 비만

비만도 빼놓을 수 없습니다. 비만은 만병의 근원이라는 말을 들어보셨을 텐데요. 비만일수록 코로나19에 감염될 확률이 높아진다는 상관성을 밝히는 많은 연구가 이루어지고 있습니다. 지방 세포는 비장, 골수, 흉선 같은 면역 세포가 생겨나는 곳에 침투하여 지방 조직을 확장하는데요. 지방 세포가 차지하는 자리만큼 면역 세포를 줄이는 결과를 초래합니다. 비만은 면역 체계 불균형과 각종 질병을 유발합니다. 과도한 체지방은 T 세포의 수와 기능을 감소 시켜 면역력을 떨어뜨립니다. 병원균이 침투했을 때 면역 효율도 떨어뜨리게 되는데요. 추가로 접종을 하더라도 정상 체중인 사람들보다 효과가 떨어질 수 있다는 가설이 제기되고 있습니다.

3. 식습관

고혈압이나 당뇨와 마찬가지로 면역력은 식생활에 매우 밀접한 대사 질환들과 관련이 있습니다. 특히 소금과 설탕은 면역계에도 해로운 영향을 줍니다. 쥐에게 고염식을 먹였더니 과립구의 기능이 억제되어 면역력이 떨어졌다는 연구 결과를 보면 저염 식생활이 면역력에 얼마나 중요한지 알 수 있습니다.

또한 당이 많은 음식을 섭취하면 호중구의 기능이 저하됩니다. 〈미국임상영양저널 American Journal of Clinical Nutrition〉은 아침에 100g의 설탕을 섭취한 그룹의 경우 박테리아를 제거할 수 있는 면역 세포의 능력이 최대 5시간 정도 감소했다고 보고했습니다. 그래서 WHO는 성인 기준으로 하루에 설탕을 25g(각설탕 12개 분) 이상 섭취하지 않도록 권장하고 있습니다.

식이섬유는 장 내에서 좋은 역할을 하는 유익균의 먹이가 되기 때문에 식이섬유가 부족한 식사를 하면 면역력에 중요한 역할을 하는 장 건강이 악화합니다.

이 외에도 지나친 카페인 섭취와 과음은 숙면을 방해해 면역력을 떨어뜨릴 뿐 아니라 수분(콧물, 침, 점액질) 부족을 유발해 코, 입, 기관지 내의 점막이 건조해집니다. 점액질에는 바이러스나 세균을 막아내는 면역 물질이 들어 있어 바이러스나 세균에 대한 저항력을 감소시키기 때문에 식습관 관리는 매우 중요합니다.

4. 화학 물질

각종 내장제, 의약품, 플라스틱에서 나오는 포름알데히드와 같은 화학 물질에 과다 노출되면 면역력이 떨어질 수 있다는 연구 결과가 많습니다. 세제, 섬유 등 우리 주변의 화학 물질은 각기 다른 경로를 통해 우리 몸으로 들어오는데요. 다시 몸 밖으로 배출되기도 하지만 어떤 물질은 계속 남아 내분비 교란을 일으켜 나쁜 영향을 끼치기도 하죠. 특히 포름알데히드로 인해 T 세포가 과 발현되면 면역 물질인 사이토카인과 유전자 정보를 배달하는 mRNA 단백질 생성을 방해해 면역 억제 반응을 일으킵니다.

이 밖에도 면역계를 변화시키는 요인으로는 노화, 호르몬의 변화, 영양 불량, 환경 오염, 외상, 화상, 수면 장애, 암, 당뇨, 약물 복용 등 너무나 많습니다. 면역력이 약해지는 원인을 정확히 파악해 평소 면역력을 키우는 습관을 기르는 것이 무엇보다 중요합니다. 면역력을 키우는 생활습관과 식생활은 3, 4장에서 더 자세히 알아보겠습니다.

면역이
나를 공격한다?!

면역력이 낮으면 우리 몸에 외부 유해 물질이 침입해도 바이러스 또는 세균과 맞서 싸울 힘이 없습니다. 그러면 각종 질병에 걸릴 확률이 높아집니다. 반대로 면역력이 높으면 높을수록, 면역 세포가 많으면 많을수록 우리 몸에는 좋을까요? 아닙니다. 과유불급過猶不及이라는 말이 있듯이 면역 세포도 과하면 좋지 않습니다. 면역력이 과도하게 높아지면 인체에 무해한 바이러스에도 면역 세포들이 과민하게 반응해서 오히려 과도한 염증을 일으키기 때문입니다.

면역 세포가 너무 많으면 우리가 가진 면역이 오히려 정상 조직이나 세포를 공격하는 자가 면역 질환autoimmune disease이 생길 수 있습니다. 한마디로 내 몸이 나를 공격하는 셈이지요. 관절염과 아토피 피부염이 대표적인 예입니다.

면역의 배신, 사이토카인 폭풍

기저 질환이 있는 노약자들이 코로나19에 더 취약하다고는 하지만 이에 반하는 주목할만한 사건이 있었습니다. 2020년 3월 어린 10대 확진자가 사망했고, 5월 20대 확진자에게 사이토카인 폭풍 증상이 나타났습니다. 이 기사와 함께 '사이토카인 폭풍'이 실시간 검색어 순위에 올랐던 적이 있지요. 이는 젊은 사람들도 더는 코로나19에 안전하지 않다는 경각심을 심어준 사건이었습니다. 스페인독감으로 사망한 5천만 명 가운데 70% 이상이 25~35세 건강한 젊은이였으며 2003년 사스, 2015년 메르스 때도 감염자의 38%가 40대 이하 젊은 층이었는데, 사이토카인 폭풍이 그 원인이라는 의견이 있었습니다.

적당히 분비된 사이토카인은 신체의 방어 체계를 조절하고 자극하는 데 꼭 필요한 신호 물질입니다. 그럼 사이토카인 폭풍은 무엇일까요? 바이러스가 인체에 침투했을 때 분비되는 면역 물질인 사이토카인이 과다 분비되는 현상입니다. 말 그대로 사이토카인이 폭풍처럼 몰아치는 것이지요. 이런 현상이 일어나면 면역 체계가 바이러스뿐 아니라 정상 세포까지 공격해 특정 신체 부위를 손상하면서 원치 않는 염증 반응을 일으키고 폐, 신장 등 다른 장기까지 손상할 수 있습니다. 사이토카인 폭풍은 코로나19뿐 아니라 모든 감염 질환에서 일어날 수 있는 전신 염증 반응 증후군의 하나입니다. 항암 치료 시, 암세포뿐 아니라 정상 세포도 함께 손상하면서 극심한 부작용을 일으키는 것을 떠올리면 쉽게 이해할 수 있습니다.

코로나19처럼 변이된 신종 바이러스가 체내에 침투하면 사이토카인이 과하게 분비될 가능성도 있다고 하는데요. 왜 그럴까요? 일반적으로 바이러스와 같은 외부 물질이 몸에 들어오면 방어를 위해 사이토카인을 분비하기 시작하는데, 생전 처음 보는 바이러스가 침입하다 보니 얼마나 어떻게 뿌려야 할지 몰라 지나치게 많이 분비하기도 하기 때문입니다. 마치 집에 바퀴벌레가 출몰했을 때 살충제를 얼마나 뿌려야 할지 몰라 무서운 마음에 마구 뿌려대 바퀴벌레가 아니라 사람이 미끄러져 넘어지는 것과 비슷하지요. 사이토카인이 정상 세포까지 공격하면 다발성 장기 부전과 같은 합병증, 2차 감염, 사망으로까지 이어질 수 있습니다.

사이토카인 폭풍이 불러온 자가 면역 질환

사이토카인 폭풍을 예방할 방법은 아직까지 없지만 기전을 찾기 위해 많은 연구진이 노력하고 있습니다. 사이토카인 폭풍이 오면 지속적 발열, 감염 질환, 악성 질환, 자가 면역 질환의 원인이 됩니다. 자가 면역 질환은 면역 체계가 바이러스나 박테리아 같은 외부 물질을 공격하는 것이 아니라 정상적인 화학 물질과 세포들을 해로운 존재로 잘못 판단해서 몸의 장기와 각종 기관을 공격합니다. 정확한 원인은 알려지지 않으나 유전, 감염, 호르몬 변화, 약제, 화학 물질, 환경 등 다양한 요인으로 면역 체계에 변화가 생긴다고 알려져 있습니다. 그래서 우리의 몸은 항상성과 균형을 유지하는 것이 무엇보다 중요합니다.

여성이 남성보다 3배 정도 발병률이 높으며 유럽과 북미의 경우 전체 인구의 5%가 자가 면역 질환을 앓고 있고 20~50세에 주로 발병한다고 알려져 있습니다. 주로 갑상선, 췌장, 부신 같은 내분비 기관이나 적혈구, 피부, 근육, 관절 등에 발생하지요.

자가 면역 질환의 종류

제1형 당뇨병

당뇨병은 대부분 생활, 식습관으로 인한 질환으로 여기지만 제1형 당뇨병은 췌장의 베타 세포$^{\beta-cell}$가 파괴되어 인슐린 결핍으로 발생하는 질환이다. 췌장의 베타 세포를 외부 물질로 인식해서 모두 파괴하기 때문에 인슐린 분비 기능을 전혀 하지 못한다. 인슐린 주사 없이는 혈당을 조절할 수 없다. 우리가 흔히 알고 있는 당뇨병은 제2형 당뇨병이다.

류머티즘성 관절염

면역 체계 이상으로 연골, 관절에 염증을 유발하고 파괴해 관절의 뼈를 손상하는 질환이다. 손목이나 손가락 같은 작은 관절에 나타나며 뼈가 뒤틀어지거나 부어 굳기까지 하는 골성 강직을 일으킨다. 여성 발병률이 비교적 높으며 30~50대 연령층에서 흔히 나타난다. 대사증후군, 백내장, 심혈관 질환이 함께 발생할 수 있기 때문에 평생 치료와 관리가 필요하다. 초기에는 손, 무릎, 발 중 한 곳만 붓고 아프며 식욕이 감퇴한다.

아토피 피부염

아토피는 가려움과 건조함이 주 증상이다. 특히 목이나 팔다리의 접히는 곳에 많이 생기며 각질로 덮인 환부가 올라오는 증상이 대표적이다. 화학물질, 집먼지진드기 등 여러 원인에 의해 발병하지만 확실히 알려지지 않았다. 그래서 아토피를 치료하기 위해서는 여러 외부 요인을 견딜 수 있도록 면역력을 길러야 한다.

갑상선 항진증

눈 염증, 눈 주위 조직의 부풀어 오름, 눈이 튀어나오는 등의 변화를 보이는 갑상샘 항진증의 대표적 질환이다. 조금만 움직여도 피곤하고 체중도 급격하게 줄어든다. 최근 갑상선 질환 발병률이 급증하고 있다고 한다. 면역 세포가 갑상선 세포 결합 항체를 생성해 갑상선 호르몬을 과도하게 생성하게 한다.

갑상선 기능 저하증

갑상선에서 분비하는 호르몬이 부족하여 대사가 저하된 상태를 갑상선 기능 저하증이라고 한다. 갑상선 기능 저하증은 지속적인 피곤함, 변비, 체중 증가 등의 증상이 나타난다. 성인의 경우 심혈관계 합병증이나 저혈압, 혼수 등이 생길 수 있다. 루프스, 피부 · 신경 · 관절 · 장기 등에 염증 등 다양한 증상이 전신에 나타나는 자가 면역 질환이다. 항체가 장기 조직을 공격해 심장 염증, 콩팥 장애 같은 염증을 일으킨다. 유전뿐 아니라 감염, 자외선, 호르몬, 스트레스, 약물로 인해 발병하는 것으로 알려져 있으나 명확하지 않다.

이외에도 반복적으로 입, 성기, 눈 등에 염증이 생기거나 상처가 지속하는 질환인 크론병, 쇼그렌증후군, 베체트병 등 다양한 자가 면역 질환이 있습니다. 자가 면역 질환은 주로 신체적, 정신적 스트레스가 악화 요인이 되기 때문에 약물 치료뿐 아니라 일상생활에서 규칙적인 건강 관리가 중요합니다. 예방법은 따로 없지만 몸이 건강하고 면역 체계가 건강하면 이런 질환에 걸릴 확률이 비교적 낮아집니다.

6

면역 테크의 시대

진료하다 보면 "선생님 저는 면역력이 낮은가요? 높은가요?"를 묻는 환자들이 있습니다. 그런데 혈당이나 혈압처럼 수치로 재서 '내가 면역력이 높구나, 면역력이 낮구나' 하고 확인할 수는 없습니다. 내가 타고난 면역 부자라면 다행이지만 반대라면 감염에 취약하므로 면역력을 높여 각종 질병을 예방해야 합니다.

면역력이 떨어지면 우리 몸은 각종 신호를 보냅니다. 평소 우리 몸이 보내는 이 이상 신호에 집중해야 합니다. 평소 내 몸이 보내는 신호를 소홀히 여기지 않고 내 몸의 상태를 잘 살핀다면 질병이 더 커지기 전에 미리 대비할 수 있기 때문입니다. 다음의 면역력 자가 진단 테스트를 통해 내 몸의 상태를 확인해보세요.

내 몸이 보내는 면역이 떨어졌다는 신호

다음은 면역력이 떨어졌을 때 우리 몸에 나타나는 대표적인 신호입니다.

1. 변비나 설사가 생긴다

장에는 면역 세포의 70~80%가 있어 바이러스를 막는 역할을 합니다. 앞서 언급한 바와 같이 장에는 우리 몸에 좋은 역할을 하는 유익균과 나쁜 역할을 하는 유해균이 공존하는데, 유익균이 유해균보다 살짝 많은 정도가 건강한 장이라고 할 수 있습니다. 면역력이 떨어지면서 대장의 나쁜 세균이 더 활발하게 번식하면 변비나 설사가 생깁니다.

2. 배가 자주 아프다

'소화가 안 된다, 체한 것 같다'라고 느끼는 사람이 많습니다. 전 국민의 10명 중 1명은 위염으로 치료를 받아봤을 정도로 위염에 걸리는 사람이 흔한데요. 급성 위염은 감염이 원인이지만, 3개월 이상 지속하고 위의 중반부 통증이 있는 만성 위염은 자가 면역과 관련 있을 가능성이 높습니다. 위장관의 면역 기능이 떨어지면서 위장의 운동 기능이 함께 떨어져 갑자기 잘 체하고, 장염이나 급성 위장염에도 자주 걸리게 됩니다.

3. 피부 트러블이 생긴다

누구나 도자기같이 매끈한 피부를 꿈꾸지요. 하지만 마스크 착용이나 식습관 같은 여러 환경적인 문제로 피부 질환도 다양해지고 있습니다. 특히 간지럽거나 따갑거나 건조하다고 호소하는 사람이 많습니다. 국내 건선 환자는 해마다 증가하고 있으며 건선으로 인한 스트레스까지 문제가 될 수 있습니다. 면역력이 저하되면서 발생하는 아토피는 면역력을 지키지 못하면 호전과 악화를 반복할 수 있습니다. 피부 또한 면역 기관 중 하나이기 때문에 면역력이 약해지면 바이러스에 쉽게 감염될 뿐 아니라 염증도 잘 생기게 되죠.

4. 질염이 생기거나 음부 생식기가 간지럽고 냄새가 난다

질 내부에 세균과 곰팡이가 번식하면 질염이 생기는데요. 병원에 가기 부끄럽다고 치료하지 않으면 만성질환으로 번지고 골반염으로까지 진행될 수 있습니다. 특히 칸디다 질염의 경우 면역력이 떨어지면 질 내 산성도를 정상 범위로 유지하지 못해 더 악화될 수 있습니다. 심해지면 두드러기, 성교통이 생기고 순두부 같은 하얀 질 분비물이 나오기도 합니다.

헤르페스바이러스는 만성피로, 권태감을 동반하기도 하는데요. 면역력이 높으면 헤르페스바이러스를 가지고 있어도 포진이 생기지 않지만 면역력이 약해지면 바이러스의 활동이 활발해지면서 성기 주변에 포진이 생겨 통증을 유발할 수 있습니다.

5. 방광염 등으로 소변을 자주 보고 색이 변한다

누구나 쉽게 소변을 통해서 건강을 체크해 볼 수 있습니다. 면역력이 약해지면 배뇨 장애를 일으키는 방광염에 걸릴 확률이 높아지는데요. 방광염은 세균이 요도를 통해 방광 내에 침입해 생기는 질병입니다. 남성보다 요도의 길이가 짧고, 요도와 항문의 거리가 가까운 여성에게 빈번하게 발생합니다. 방광염에 걸리면 소변을 참을 수 없는 느낌이 들고, 소변이 자주 마렵고, 통증이 생깁니다. 비뇨기에 미생물이 번식하면 소변 색이 변하거나 혈뇨, 농뇨(고름이 섞인 소변)가 보이기도 하며 가렵거나 화끈거리기도 합니다. 고열, 오심, 구토 같은 몸살 증상을 동반하는 신우신염도 면역력 저하로 발생할 수 있습니다.

6. 눈곱이 자주 생기고 눈물이 난다

면역력이 약해지면 몸에 염증이 잘 생기는데, 면역력이 약해졌을 때 눈가의 세균이나 바이러스가 침투해 면역 물질과 싸운 흔적이 눈곱입니다. 그래서 눈곱이 평소보다 잘 생긴다면 면역력이 떨어지지 않았나 하고 의심할 수 있죠. 또한 백혈구와 병원균이 전투를 벌여 다래끼가 생기기도 하고, 비강이 막히게 되면 눈물이 코로 유입되는 것을 막아 이유 없이 눈물이 나기도 합니다.

7. 열이 자주 난다

면역력이 낮으면 조금만 무리해도 쉽게 감염되어 피로해지고 열이 나는데, 이는 면역력을 향상하기 위해 체온을 올리는 과정입니다.

8. 알레르기가 생긴다

알레르기는 면역 체계가 특정 항원(꽃가루, 음식 성분)에 나타내는 면역 반응으로, 알레르기가 갑자기 생기거나 지속되면 면역 체계가 약해졌다는 신호라고 볼 수 있습니다. 특히 많은 사람이 가지고 있는 비염은 우리 몸의 컨디션이나 면역력 저하로 발생하는 대표적인 질환입니다.

이 밖에도 면역력이 저하되면 나타나는 증상은 다양합니다. 애플의 전 CEO이자 공동 창립자인 스티브 잡스Steve Jobs는 '차를 운전해 줄 사람을 고용하고, 돈을 벌어줄 사람을 고용할 수는 있지만, 여러분 대신 아파줄 사람을 구할 수는 없다'라고 했습니다. 내 몸이 나에게 보내는 이상 신호에 귀를 기울이고 최선을 다해서 나를 먼저 사랑하고, 나를 있는 그대로 아끼고 돌아봐 주세요.

면역 부자가 되려면

30대가 지나면 '이제 이런 것들을 챙겨 먹어야 할 나이야'라며 각종 비타민과 유산균, 마늘즙, 양배추즙, 녹용에 홍삼까지 다양한 건강 보조 식품들을 입안으로 털어 넣으며 쓴웃음을 짓습니다. 부모님은 우리에게 평소에 잘 먹기만 해도 건강할 수 있다며 꼬박꼬박 밥을 챙겨 먹으라고 하셨지요. 옛 어른들 말이 하나 틀린 것이 없지만 바쁘게 돌아가는 사회에서 몸에 좋은 천연 음식들만 챙겨 먹기는 여간 힘든 일이 아닙니다. 하지만 면역력을 높여준다고 확실하게 검증된 건강 보조 식품은 아직 없습니다. 왜일까요? 면역력은 여러 기관, 세포, 호르몬들이 얽히고설켜 만들어지기 때문입니다.

쉽게 말해 면역력이란 내 몸의 컨디션이라고 생각하면 됩니다. 면역력을 높이는 약이 있다면 간편하겠지만 면역력은 전반적인 건강을 돌봐야 얻을 수 있습니다. 어느 질병이든지 면역력이 최고의 백신이라는 점을 잊지말고 다음의 '면역 부자 4계명'을 생활화합시다.

1. 스트레스를 최소화한다

스트레스는 면역력과 관련된 기관에 나쁜 영향을 줍니다. 바쁘게 살다보니 우리에게는 휴식과 수면이 너무나도 부족한데요. 누적된 만성 피로는 면역력을 떨어뜨립니다. 특히 스트레스로 코르티솔이 과다하게 분비되면 초기 면역 반응, 백혈구 분화 등이 억제되기 때문에 NK 세포 기능을 떨어뜨리고 사이토카인 생산이 억제되어 면역력이 저하됩니다.

예를 들어 불편한 사람과 밥을 먹을 때, 스트레스를 받았을 때 소화가 잘 안 되는 느낌을 받기도 하는데요 실제로도 '소화가 안 돼요' '속이 더부룩해요' '속이 답답해요' 같은 증상으로 병원을 찾는 사람이 많습니다. 일반적으로 스트레스를 받으면 위장으로 가는 혈류량이 줄어들어 호르몬 분비를 감소시키고 위산으로부터 위를 보호해주는 점액 물질도 감소시키는데, 이런 증상으로 병원을 내원하는 사람들은 스트레스가 원인이 되는 경우가 대부분입니다. 물론 적당한 스트레스는 발전의 원동력이 될 수 있지만 지속적인 스트레스는 코르티졸, 아드레날린을 방출시키고 과로, 수면 부족으로 인한 스트레스는 부신을 자극해 전반적으로 면역력을 떨어뜨립니다. 많은 연구가가 심한 스트레스로 장해를 받는 사람들이 자가 면역 질환을 겪을 가능성이 커진다고 말하고 있죠.

면역력을 높이기 위해서는 긍정적인 마음이 가장 중요한데요. 다양한 연구에서 웃음이 면역 체계에 긍정적 도움이 된다는 결과가 입증됐습니다. 실제로도 암세포를 죽이는 NK 세포를 활성화하기 위해 암 환자와 우울증 환자에게 웃음 치료를 하기도 합니다. 웃음은 세균 및 바이러스에 대한 방어 역할을 하는 백혈구와 면역 글로불린을 증가시키고 면역 기능을 올린다는 연구도 있습니다. 특별한 이유가 없더라도 웃음은 정신적, 심리적 안정에 좋기 때문에 많이, 자주 웃는 것이 좋습니다.

2. 매일 꾸준히 적당한 운동을 한다

하루 30분 정도 운동을 하면 혈액 순환이 좋아지고 백혈구 수치가 높아집니다. 옆 사람과 이야기할 때 약간 숨이 찰 정도로 빠르게 걷는 운동은 신체 바이오리듬에 활기를 불어넣어 줄 수 있습니다. 걸으면서 하는 복식 호흡과 근육의 반복되는 긴장, 이완을 통해 혈액 순환이 원활해지고 부교감 신경이 활성화되어 면역계를 자극할 수 있습니다.

3. 충분한 수면을 취한다

분명히 주말 동안 잘 먹고 잘 쉬었던 것 같은데 월요일이면 너무 피곤하다고 느낀 적이 있지요. 그래서 '월요병'이라는 말이 생겼나 봅니다. 주말 동안에 늦게 자고 늦게 일어나는 생활 패턴으로 리듬이 깨져 월요일에 출근했을 때 육체적으로 피로를 느끼는 것인데요. 같은 일이 반복되는 지루한 일상에 업무의 중압감까지 더해져 정신적인 피로를 느낄 수도 있습니다.

옛 어른들이 늘 하시던 말씀 중에 '잠이 보약이다'라는 말이 있습니다. 정말 옛 어른들 말씀은 하나 틀린 것 없습니다. 수면이 부족하면 NK 세포, CD4, T 세포의 수와 기능을 떨어뜨린다는 연구 결과들이 있습니다. 게다가 수면은 내분비 기능과 당 대사와 밀접한 연관이 있어서 수면이 부족하면 인슐린insulin 감수성이 저하되고 스트레스 호르몬이 증가합니다. 특히나 밤낮이 바뀐 교대 근무자들은 신체 리듬이 깨져 면역력이 약해질 수 있습니다.

4. 삼시 세끼 골고루 먹는다

연말이니까, 신년이니까, 스트레스 받아서, 승진했으니까, 친구들과 오랜만에 만났으니까 소주, 맥주, 막걸리를 마시고, 치킨, 피자, 햄버거 등 밀가루 음식을 먹으며 축적된 독소들로 우리 몸이 얼마나 지쳐 있을지 상상조차 할 수 없습니다. 특히 인스턴트 음식에 많이 들어 있는 인공 독소 합성 화학 물질은 몸의 해독 작용과 자연 치유 능력을 떨어뜨려 암, 심혈관 질환, 당뇨병, 자가 면역 장애 등을 일으키는데요. 이들은 이미 일상생활 곳곳에 들어와 있기 때문에 최대한 줄이도록 노력해야 합니다.

또한 세포 조직이 재생산되기 위해서는 효소가 필요한데, 채소와 과일을 섭취하면 그 안에 든 살아 있는 효소가 피곤함을 해결하는 열쇠가 될 수 있습니다. 그래서 채소나 과일의 비타민, 무기질을 섭취해 몸에 활력을 주고 피로 해소에 도움을 주는 것이 중요합니다. 영양소가 부족하지 않도록 각종 영양소가 풍부한 음식을 규칙적으로 섭취하고 충분한 휴식을 취하는 것이 좋습니다. 예를 들어 항산화제인 비타민 C는 면역력을 높여준다고 많은 사람이 알고 있는데요. 그래서 감기에 걸렸을 때 많은 사람이 비타민을 찾습니다. 하지만 음식을 통해서 섭취할 수 있는 양은 한정적이기 때문에 면역력에 좋다는 음식을 섭취한다고 갑자기 면역력이 생기지는 않습니다. 먹는 만큼 몸속에 쌓여 있는 것이 아니라 일정 시간이 지나면 몸 밖으로 배출되기 때문에 자주 꾸준히 섭취해주는 것이 좋습니다.

　의사를 만날 때마다 먹지 말라는 음식이 늘어나는데요. 저도 진료실에서 만나는 환자분들뿐 아니라 사랑하는 어머니께도 빵, 떡, 면은 꼭 줄이시라고 강조하고 또 강조하고 있습니다. 건강을 지키기 위해서는 여러 음식을 골고루 먹는 좋은 식습관을 지키는 것이 중요합니다.

코로나19 팩트 체크

1년 전과 다르게 일상생활은 너무나도 변했고, 뉴스와 인터넷은 모두 코로나19로 인해 온 세상이 떠들썩합니다. 특히나 나쁜 소문들은 너무나도 빠르게 흩어집니다. 게다가 정확한 출처 없이 인터넷에서 다양한 경로를 통해 공유되고 퍼져 나가고 있어 어떤 것이 사실이고 어떤 것이 진실인지 구별해내는 것이 점점 더 어려워지고 있습니다. 특히 코로나19에 대한 불확실한 추측성 정보와 괴담들도 많이 들어보셨을 텐데요, 이를 인포데믹infodemic이라고 합니다. 물론 정확한 정보를 공유하면서 서로 돕는 것은 좋지만, 불확실한 정보는 바이러스에 대한 공포심만 키우기 때문에 정확한 정보를 알고 있는 것이 가장 중요합니다. WHO에서도 거짓 정보에 대한 우려를 표했습니다. 잘못된 정보들은 사회적 혼란만 야기할 뿐이니까요.

코로나19에 관한 가짜 뉴스에 현혹되지 않기 위해서 많이 알려진 정보에 대한 팩트 체크를 함께해보도록 하겠습니다.

1. 중국에서 온 택배에 바이러스가 함께 동봉된다?

No, 아닙니다. 택배 박스 표면 등을 통해서는 바이러스가 배달될 수는 없습니다.

바이러스는 편지나 박스와 같은 물건 표면에서 살아남을 수는 있으나 이를 통한 실제 감염 사례가 보고된 바는 없기 때문에 걱정하지 않아도 됩니다. 이는 아마도 표면에 생존한 바이러스의 활성도나 그 숫자가 코로나19 감염을 일으킬 만큼 활동적이지 않고 그 수도 충분하지 않기 때문으로 추측됩니다.

2. 확진자가 다녀간 장소에는 절대 가면 안 된다?

확진자가 발생하면 보건당국에서 철저하게 소독하게 되어 있기 때문에 소독 후에는 감염에 대해서 걱정하지 않아도 됩니다. 게다가 앞서 설명한 것처럼 물건에 있는 바이러스는 몇 시간 이내에 사멸하기 때문에 걱정하지 않아도 되지만 영화관, 백화점, 서점과 같이 사람들이 밀집된 공간을 방문할 때에는 마스크를 꼭 착용해야 합니다.

3. 마스크를 소독해서 사용할 수 있다?

No, '착용한 마스크를 알코올 등 소독제로 소독하면 다시 쓸 수 있다' '전자레인지에 돌리거나 드라이기로 말린 후 다시 사용하면 된다' 등 마스크 재사용에 관한 이야기가 많이 떠돌았습니다. 우선 방향소독제(휘발유 등)는 인체에 해로울 수 있으며, 전자레인지로 소독을 하면 부직포 등 섬유 부분의 화재 위험도 있고 필터 (MB 필터)가 손상될 수 있어서 안 됩니다. 또한 락스 등 생활용 소독제로 소독해서도 안 되는데요. 차아염소산나트륨이 코나 입으로 들어가 호흡기를 손상할 수 있기 때문에 위험합니다. 마스크 소독 관련 가짜 뉴스 외에도 '마늘을 먹으면 코로나를 예방할 수 있다, 몸에 알코올을 뿌리면 된다, 소금물을 입에 뿌리면 된다, 자외선 살균 소독제로 몸을 소독하면 된다'도 모두 가짜 뉴스이기 때문에 하면 안 됩니다.

4. 폐렴 백신을 맞으면 코로나19를 예방할 수 있다?

No, 그렇지 않습니다. 코로나를 예방할 수 있는 것은 아닙니다. 폐렴 백신 말고도 독감 백신이나 결핵 백신 등도 코로나19를 예방할 수는 없습니다.

5. 공공시설의 비누(고체 비누)로 코로나19에 감염될 수 있다?

No, 아닙니다. 코로나에 대비하기 위해서는 손 위생이 아주아주 중요하다고 하지요. 단백질로 이루어진 바이러스는 염기성인 비누에 의해 씻겨 내려가기 때문입니다. 혹시 있을 수도 있는 비누 표면의 바이러스는 비누 자체의 계면활성 작용에 의해서 다른 사람 손에 전염되지 않고 씻겨 내려가므로 공공 화장실의 비누도 안심하고 사용하시길 바랍니다.

6. 확진자와 같은 시간, 같은 공간에 머무르지 않았어도 감염될 수 있다?

Yes and No, 예를 들어, 환기되지 않는 밀폐된 공간에 확진자와 같은 시간에 머무르지 않았다고 하더라도 공기 중 또는 사물 표면에 바이러스가 타인에게 감염을 일으킬 만큼 충분한 숫자와 활성도를 가진 경우에 마스크를 착용하지 않았다면 호흡기를 통해 감염될 수 있습니다. 또는 손 소독을 정확히 시행하지 않는 등 개인 방역을 지키지 않은 채 감염 부분을 손으로 만진 후 그 손으로 눈이나 입을 만졌다면 점막을 타고 감염이 가능합니다. 그렇기 때문에 코로나 확진자가 발생하면 어느 공간에 얼마나 많은 사람과 얼마나 어떻게 접촉했는지 역학 조사를 하지요.

7. 동양인은 바이러스에 취약하다?

한때 SNS에서 'Je ne suis pas un Virus(저는 바이러스가 아닙니다)'를 해시태그 하는 운동이 벌어지기도 했습니다. 동양인들이 바이러스에 취약하다는 소문으로 인종 차별이 더 심해졌기 때문인데

요. 유럽 질병예방통제센터, 프랑스 보건부 사이트, WHO 어디에
도 인종에 따른 바이러스에 대한 내용은 없으며 동양인이 신종
코로나바이러스에 취약하다는 과학적인 근거는 없다고 WHO에
서 답하고 있습니다.

8. 젊을수록 코로나에 감염되지 않는다?

No, 젊은 사람일수록 물론 면역력이 높을 수는 있겠지만 감염 노
출 위험이 적다고는 할 수 없습니다. 사이토카인 폭풍 때문이죠.
사이토카인 폭풍에 관한 내용은 86쪽을 참고하기 바랍니다. 젊은
연령일수록 사람들과의 접촉이 잦기 때문에 코로나19에 감염에
노출될 가능성이 높아질 수 있습니다. 젊은 연령층이라도 면역력
을 위해서 건강을 잘 지키고 개인 방역 수칙을 지키는 것이 중요합
니다.

9. 강아지 고양이가 바이러스를 퍼트리고 다닌다?

No, 코로나19의 경우 사람과 동물 간 전염 가능성은 아직은 희
박하다고 할 수 있습니다. 종 자체의 바이러스 수용체가 다르기
때문이죠. 지금까지 DNA 타입이 다른 이종異種 간 전염되는 전염
병은 거의 없었습니다. 다만 인간의 환경 파괴 등으로 인간과 동
물의 생활 영역이 겹치면서 몇몇 사례로 보고되었던 말레이시아

의 니파바이러스, 조류독감의 인수 복합 감염 사례 등을 보면 확산할 가능성은 충분히 있습니다.

10. 숨을 10초 이상 참았을 때 불편함, 기침, 답답함이 없으면 코로나가 아니다?

최근 메신저를 통해서 다양한 자가 진단에 대한 정보가 떠돌기도 했었습니다. '숨을 참았을 때 답답하지 않는다면 코로나에 감염되지 않은 것이니 매일 진단하는 것이 좋다'라는 내용인데요, 코로나바이러스-19에 대한 검증된 자가 진단법은 없습니다.

코로나뿐 아니라 다양한 정보들이 온라인을 떠돌면서 불안감을 조성하기도 합니다. 이런 허위 정보를 막기 위해서 유럽 위원회에서는 정보의 출처와 저자를 확인하고 언제 어디서 만들어진 것인지 확인하며 다른 추가 정보를 확인하라고 말하고 있습니다.

방송통신위원회도 코로나19 방역 활동을 방해하거나 허위 정보로 인해 사회적 혼란을 야기하면 경찰청(사이버 범죄 신고 상담 cyberbureau.police.go.kr) 또는 방송통신심의위원회(1377, kocsc. or.kr)에 신고하라고 권고합니다.

일러두기

1. 2부에서는 생활 속에서 실천할 수 있는 면역력을 높이는 방법에 대해 알려드립니다.
   생활과 음식을 총 10개의 영역으로 나누어 26개의 면역 처방전을 담았습니다.

2. 처방전마다 구성이 다양합니다.
   처방전이 시작되는 곳에 있는 아이콘으로 확인할 수 있습니다.

   독자들의 주치의가 되어 면역력을 높이는 방법을 알려드립니다.

   독자들이 궁금해하는 질문에 답을 드립니다.

   QR코드를 스캔해보세요. 질병관리청이 제공하는 개인위생 정보를 얻을 수 있습니다.

   QR코드를 스캔해보세요. 동영상을 보며 따라 할 수 있어요.

   면역력을 높이기 위해 꼭 지켜야 하는 수칙을 알려드립니다.

   나의 건강 상태를 알아볼 수 있는 체크리스트입니다.

   면역력을 높이는 차나 음료 레시피를 알려드립니다.

PART 2

면역을 올리면
100세 건강

chapter 3

생활 면역을
처방해
드립니다

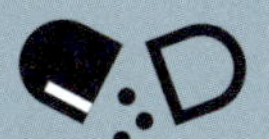

2020년 세계 인구 수명 지도를 보면 우리나라는 국민 평균 수명이 83.01세로, 세계 3위에 해당하는 장수국에 포함되었습니다. 그야말로 100세 건강이 남의 나라 이야기가 아닌 우리의 현실로 다가왔습니다. 인간이 장수하는 비결은 참 간단합니다. 내가 걸어 다닐 수 있도록 뼈가 건강해야 하고, 늘 신선한 혈액이 온몸을 순환할 수 있도록 심장과 혈관이 건강해야 하며, 외부의 병원균이 우리 몸에 침투하더라도 이를 물리칠 수 있는 강력한 방어 체계, 즉 높은 수준의 면역력이 있다면 100세 아닌 그 이상도 바라볼 수 있습니다.

우리의 건강에 가장 큰 위험 요소인 암세포도 알고 보면 면역 시스템과 관련 깊습니다. 늘어난 수명과 더불어 중시되는 삶의 질 역시 면역이 없다면 상상하기 힘들겠죠. 행복한 100세 건강에 가장 필수 조건인 면역력을 높이기 위한 생활 면역 처방전을 지금부터 공개합니다.

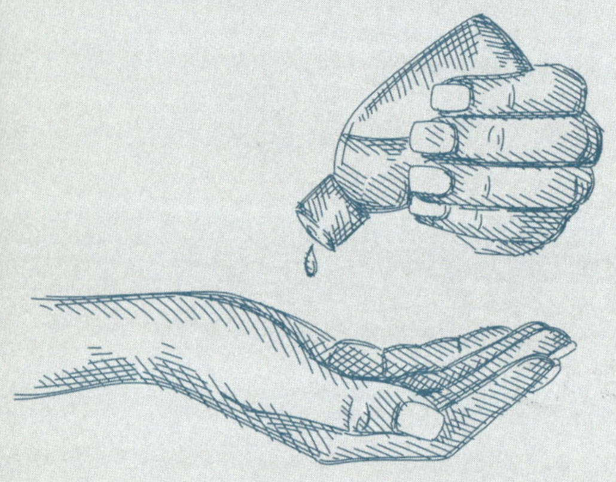

1

우리 몸을 위협하는
적의 수를 줄여라

우리 주변에는 우리의 건강을 호시탐탐 노리는 수많은 병원균이 있습니다. 병원균에는 세균과 바이러스, 기생충 등이 있으며 그 종류와 수가 너무 많아서 일일이 셀 수 없을 정도입니다.

세균을 예로 들어볼까요. 사람을 이루는 세포의 수가 60조 개인데 세균은 10배가 넘는다고 하니, 세균이 우리 몸에 기생하는 건지 우리가 세균에 기생하는 건지 숫자상으로는 판단이 어려울 정도입니다.

수많은 병원균 사이에서도 우리가 건강한 삶을 유지할 수 있는 비결은 우리에게 면역이라는 철저한 방어벽이 있어서입니다. 우리 몸에 가장 많은 세균을 보유하고 있는 장을 살펴보지요. 장에는 약 100조 개의 세균이 살고 있지만 유산균이라는 유익균과 늘 균형을 맞추면서 서로 공생하고 있습니다. 얼굴과 겨드랑이 아래쪽 그리고 발바닥에는 1cm^2당 1,000~100만 개의 세균이 있고, 침 1ml에는 1억~10억 개의 세균이 있습니다. 그런데도 세균과 균형을 맞추려는 유익균을 비롯한 인체의 면역 시스템 덕분에 우리는 질병에 걸리지 않고 균형 잡힌 건강한 삶을 유지할 수 있습니다.

하지만 늘 이런 상태가 유지되는 것은 아닙니다. 면역이 떨어진 노약자나 만성 질환자, 임신부 등은 언제든지 면역 상태가 무너지거나 질병에 쉽게 노출될 확률이 높습니다. 이때가 바로 면역의 중요성을 절감하는 때입니다.

면역 상태가 정상적이지 않거나, 지금까지 경험하지 못한 새로운 병원체가 출현하면 우리 몸은 당황하고 일시적으로 병원균에게 점령당하게 됩니다. 물론 이후 정상적인 방어 시스템이 작동하게 되면 충분히 물리칠 수 있지만, 적(병원균)도 싸움에 있어서 만만치 않기 때문에 많은 희생을 치러야 할 때도 있습니다.

싸움에서 가장 중요한 것은 적을 원천 차단하는 것이며, 그것이 불가하다면 적의 수를 최소로 줄이는 것이 우리 몸을 위한 최선의 선택입니다. 병원균은 끊임없이 진화하고 변화하여 우리의 가장 아픈 곳을 파고드는 습성을 지니고 있으니까요. 인류의 역사만 봐도 이런 싸움은 늘 반복적으로 일어났고 많은 희생을 대가로 치렀습니다.

코로나바이러스-19 같은 신종 바이러스가 유행할 때도 마찬가지입니다. 치료제와 백신이 없는 상태에서는 우리 스스로 몸의 면역 시스템을 최대한 끌어올릴 수밖에 없습니다. 앞이 보이지 않는 깜깜한 터널을 지나는 것만 같은 지금, 우리가 할 수 있는 첫 번째 면역 처방은 바로 적의 수를 줄이는 것입니다.

처방전 01 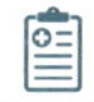

올바른 손 씻기로 병원균을 털어내자

손은 신체 중 가장 많이 사용하는 부위로, 사용하는 횟수가 많을수록 외부의 병원체와 접촉할 확률도 높아집니다. 손에는 150종이 넘는 세균이 460만 개가량 존재한다고 합니다. 우리 몸에서 손이 가장 큰 오염원이 될 수 있다는 뜻이죠. 한 연구에 따르면 사람은 시간당 평균 23번 얼굴을 만지는데 그중 44%인 10번 이상 눈, 코, 입을 만진다고 합니다. 그래서 손은 병원균이 우리 몸으로 침투하기 위한 가장 좋은 침입 경로가 됩니다. 손 위생을 소홀히 할 때 면역의 기초 방어선이 무너지게 됩니다.

우리는 손으로 참 많은 일을 합니다. 일할 때, 밥 먹을 때, 운전할 때, 용변 볼 때, 버스에서 손잡이를 잡을 때, 쇼핑할 때, 엘리베이터 버튼을 누를 때 등등 쉴 틈 없이 손을 움직이지요. 무심코 내가 만졌던 손잡이, 핸드폰, 엘리베이터 버튼, 동전이나 지폐 등에는 얼마나 많은 세균이 존재하며 또 얼마나 많은 사람의 손이 거쳐갔을까요? 우리 몸은 늘 이러한 위험에 노출되어 있으며, 지금도 수많은 병원균과 치열하게 전투하고 있습니다. 이것이 바로 생활 면역이며, 이 면역이 허물어질 때 우리는 질병을 얻게 됩니다.

해결책은 손 씻기를 통해 병원균의 수를 줄이면 됩니다. 손을 몇 시간 동안 씻지 않으면 손에 사는 병원균은 기하급수적으로 번식합니다. 균 1마리가 1시간 후면 64마리, 2시간 후에는 4천 마리, 3시간 후는 26만 마리, 4시간 후에는 100만 마리로 증가합니다. 식약처 연구에 따르면 비누 등을 이용해 올바로 손을 씻으면 99%, 물 세척만 하면 93%까지 세균이 감소한다고 합니다. 특히 집단 감염병이 유행하는 시기에 손 씻기 캠페인을 벌인 결과, 예년의 동일 시기와 비교해 식중독 같은 비위생적인 감염병 발병률이 현저히 줄어든 것을 알 수 있었습니다. 또 다른 연구에 따르면 손 씻기가 독감 바이러스를 포함한 호흡기 질환 21%, 설사성 질환 47%, 소화기 질환 31%의 감소 효과가 있습니다.

병원균을 제거하기 위한 손 씻기는 평소보다 더 철저하고 세밀해야 합니다. 알코올보다 비누가 병원균을 제거하는 데 더 효과 있습니다. 이는 물과 기름에 잘 달라붙는 비누의 성분 덕분입니다. 계면활성제의 한쪽은 오염 물질과 달라붙고 다른 한쪽은 물과 달라붙어 오염 물질이나 병원균을 쉽게 세척해냅니다. 바이러스의 외피 성분인 인지질을 변형해 바이러스를 파괴하는 작용도 합니다.

손은 구석구석 닦아야 합니다. 손에서 가장 큰 면적을 차지하는 손바닥보다는 많은 병원균과 접촉의 기회가 많은 손가락이나 손톱에 오히려 병원균이 밀집해 있을 확률이 높기 때문입니다. 손을 깨끗이 씻은 뒤에는 완전히 말리는 습관 또한 중요합니다. 세균은 습한 곳을 좋아하기 때문에 손에 조그마한 균이 남아 있다면 다시 번식하는 기회를 얻게 됩니다.

미국 질병통제예방센터^{CDC}에서는 올바른 손 씻기를 가장 경제적이고 효과적인 감염 예방법으로 소개하고 있으며, 국제 연합^{UN}에서는 매년 10월 15일을 세계 손 씻기의 날^{Global Handwashing Day}로 정하여 전 세계적으로 캠페인을 벌입니다. CDC와 WHO의 통계를 보면 매일 세계적으로 약 2,000명 이상의 어린이들이 설사와 같은 전염성 질환으로 목숨을 잃기 때문에 만든 캠페인이죠.

우리는 늘 변함없이 우리 곁에 있는 것들에 대한 소중함을 종종 잊고 살아갑니다. 면역이 바로 그런 것이죠. 이제는 소홀했던 것들을 챙기면서 살아갑시다. 면역을 끌어올려 우리 몸을 지키는 것이 가장 중요한 시기라는 것을 잊지 마세요.

 QR 코드를 스캔해서 올바른 손 씻기 방법을 알아보세요.

출처: 질병관리청

Q 손을 비누로 씻기 어려울 때는 손 소독제도 괜찮은가요?

A 최근 제주 한라대학교 임상병리과와 제주대병원 신경과의 연구 결과에 따르면 손 소독제가 비누를 사용하는 집단과 비교해서 살균 효과가 가장 뛰어났다는 결과를 발표했습니다. 손을 씻기 어려운 환경에서는 손 소독제를 사용하는 것이 좋으며, 소독제가 완전히 날아갈 때까지 구석구석 비비면서 문질러주어야 합니다.

Q 손 세정제는 손 소독제와 어떻게 다른가요?

A 손 소독제는 살균하는 의약품으로 에탄올ethanol과 아이소프로판올isopropanol과 같은 알코올이 주성분이며, 세정제는 손을 씻을 때 거품을 내는 효과를 발휘하여 피부에 붙어 있던 세균과 바이러스를 자연스럽게 떨어내는 화장품입니다.

Q 손은 얼마나 자주 씻어야 하나요?

A 평소에는 밥 먹기 전이나 외출 후 귀가했을 때, 용변 본 후에 손을 씻었다면 감염병이 유행할 때에는 정해진 시간과 경우는 없습니다. 횟수는 중요하지 않고 외부와 접촉했거나 내 손이 오염됐다고 느끼는 순간 늘 손 씻기를 실천하세요.

Q 손을 씻을 때는 뜨거운 물로 씻어야 하나요?

A 꼭 뜨거운 물로 씻을 필요는 없습니다. 아무리 뜨거운 물이라도 멸균의 효과는 없기 때문입니다.

마스크 쓰기로 나를 지키고 남도 지키자

무언가를 가린다는 뜻의 마스크는 역사가 매우 깊습니다. 가장 먼저 사용했던 기록은 고대 그리스 시대로 거슬러 올라갑니다. 당시 전쟁에서 요즘으로 치면 화학전처럼 연기를 피워 적의 호흡을 곤란하게 했는데 이때 호흡을 원활하게 할 목적으로 마스크를 사용했습니다. 이후 로마 시대에 이르러 광산에서 작업하던 광부들이 석면으로 인한 호흡기 질환으로 사망하자 동물의 방광으로 마스크를 만들어 사용한 기록이 있습니다. 중세 시대 유럽에서는 인구 40%의 목숨을 앗아간 흑사병이 돌았습니다. 당시 의사들은 흑사병이 호흡기로 전파된다고 생각하여 마스크를 쓰기 시작했는데 특이하게도 새 부리가 달린 것과 같은 형태의 마스크였습니다. 새 부리 모양 끝에 허브 같은 좋은 향이 나는 물질을 넣어 사용했는데 공기 정화 목적이 아니었나 생각됩니다. 1800년대를 거치면서 마스크는 점점 과학적인 형태로 바뀌었으며, 제1차 세계 대전을 겪으면서 재료와 기술에 큰 발전을 이룹니다. 현대판 흑사병이라 불리는 스페인 독감이 유행하자 사람들은 생존을 위해 마스크를 꼈으며 전 세계적으로 불티나게 팔렸습니다.

보건용 마스크는 전염병과 전쟁을 겪으면서 무수히 발전하여 오늘날에 이르게 되었습니다. 우리의 생존에 꼭 필요했던 마스크임에도 불구하고 마스크 하면 사람들은 부정적인 생각부터 떠올립니다. 아무래도 얼굴을 가리기 때문이겠지요. 유럽과 미국은 아시아보다 인구 밀집도가 떨어질 뿐 아니라, 아프면 쉰다는 직장 문화가 보편적이라 마스크 쓰기를 매우 어색하게 생각합니다. 또한 마스크는 아픈 사람이나 범죄자의 전유물로 여기는 사회적인 인식도 마스크를 멀리하게 하는 이유 중 하나로 생각됩니다.

1장에서 말씀드렸듯이 코로나19는 기본적으로 비말 감염입니다. 감염된 사람이 재채기나 기침을 할 때 바이러스가 배출되며 이 바이러스가 다른 사람의 호흡기나 각막 등으로 옮겨가면서 전파되지요. 감염자의 재채기로 나온 침이 묻은 물건을 만진 다음 무의식적으로 얼굴을 만지거나 손톱을 뜯거나 눈을 비비는 등의 행위로 감염되거나, 에어로졸 형태로 떠돌아다니는 바이러스가 호흡기에 일정 수준 이상 들어가서 감염되기도 합니다. 코로나19로 마스크는 다시 대중의 관심으로 떠올랐습니다. 코로나19 확진자와 직접 접촉했더라도 마스크를 제대로 사용했다면 감염률이 현저히 낮아진다는 사실이 입증되면서 마스크는 그야말로 필수품이 되었습니다. 마스크에 대한 인식이 좋지 않았던 유럽과 미국에서도 마스크를 권장하게 되었고, WHO에서도 밀집된 지역에서는 마스크를 쓰라고 입장을 바꾸기도 했습니다. 이제는 코로나19가 유행하는 나라 대부분이 마스크를 착용하고 있습니다.

마스크는 호흡기 전파에 있어서 감염 차단에 도움을 줍니다. 감염 전파자로부터 병원균을 차단하는 효과도 있지만 상대방에게 나의 병원균을 차단하는 배려의 의미도 있습니다. 하지만 잘못 사용하면 오히려 감염의 기회를 늘릴 수 있는 것도 마스크입니다. 또한 마스크에만 의지할 수는 없으며 마스크를 사용함과 동시에 개인위생 수칙을 잘 지켜야 하고 사회적 거리 두기 등을 생활화할 때 감염원을 차단하는 효과를 극대화할 수 있습니다.

 QR 코드를 스캔해서 올바른 마스크 착용법을 알아보세요.

 출처: 질병관리청

Q 마스크 착용 부작용은 없나요?

A 호흡 곤란, 어지럼증, 두통과 같이 산소 부족으로 인한 증상이 있습니다. 기관지나 호흡기 질환이 있는 사람, 임신부와 같이 폐활량이 부족한 경우에는 장기간 사용하지 않는 것이 좋으며 가급적 외출을 삼가는 것이 좋습니다. 또한 반복적인 마스크 사용은 민감한 피부의 경우 피부 질환을 일으킬 수 있습니다.

호흡 곤란이 나타나면 사람이 없고 환기가 잘되는 곳으로 가서 마스크를 잠시 벗은 후 심호흡을 해야 합니다.

처방전 03

물리적 거리 두기로 병원균 전파를 차단하자

사회 속에서 타인과 거리를 두면서 안전하게 생활하는 것을 사회적 거리 두기 혹은 물리적 거리 두기라고 합니다. WHO는 사회적으로는 연결되어 있지만 물리적으로만 거리를 두는 것을 강조하는 의미로 물리적 거리 두기라는 표현을 권장하고 있습니다.

거리 두기는 감염자와 비감염자와의 접촉 속에서 감염 전파의 가능성을 최소화함으로써 감염의 전파 속도를 늦추거나 예방하려는 통제 방법입니다. 특히 코로나19와 같이 비말 혹은 접촉에 의한 감염 시 매우 효과적인 전략이며 마스크 쓰기와 손 씻기 등 개인위생 지키기를 병행하면 그 효과는 배가 될 수 있습니다. 다만 법으로 통제하기 어렵기 때문에 사회 구성원들의 높은 시민의식이 필요하며, 이로 인해 올 수 있는 개개인의 불편함은 물론 경제적인 손실 또한 감수해야 한다는 단점도 있습니다.

거리 두기 실천 방법에는 어떤 것들이 있을까요? 안 모이는 게 가장 좋겠지만 어쩔 수 없이 타인과 접촉을 해야 할 때는 반드시 마스크를 쓰고, 최소 2m 이상 떨어지며, 악수와 같은 신체적 접촉을 하지 않습니다. 실내에서 모일 경우 환기를 잘 시키고, 손 씻기나 손 소독제로 자주 손을 소독해줍니다. 본인이 아프다고 생각되면 모임에 참석하지 않고 가족 간의 접촉도 피해야 합니다.

감염병 유행 전후의 사회생활은 크게 다릅니다. 지금은 어색하고 불편할지 모르지만 이런 생활이 앞으로는 일상이 될 수도 있습니다. 내 건강 지키기는 상대방을 배려하는 예절로부터 시작된다는 사실을 꼭 명심하고 거리 두기에 모두 적극적으로 동참하는 것이 우리의 생활 방역 및 면역을 최상의 상태로 만드는 길임을 마음에 새겨야 합니다.

Q 2m만 떨어지면 안전한가요?

A 안전 거리 2m는 비말 감염의 경우 5㎛ 이상의 무게를 지닌 감염균이 대부분 1m 이내에서 중력에 의해 포물선을 그리며 가라앉는 것에 의해 정해둔 기준입니다. 하지만 재채기, 환기가 되지 않는 밀폐 공간, 습도, 바람 등에 의해 이런 조건은 언제든지 바뀔 수 있습니다. 최소한 2m의 거리를 유지하고 가급적이면 환기가 잘되는 곳에서 활동하는 것이 안전하며, 2m 이상 거리를 둔다고 해도 마스크는 항상 쓰고 있어야 합니다.

2

적이 들어오는
우리 몸의 통로를 방어하라

우리 몸을 위협하는 적의 침입 경로는 대부분 정해져 있습니다. 우리 몸의 대부분을 감싸고 있는 점막을 통한 감염, 코나 입을 통해 기관지와 폐로 이어지는 호흡기 감염, 오염된 물을 통한 수인성 감염, 혈액을 통한 혈액 감염, 성 접촉을 통한 성적 감염이 대표적인 경로입니다. 그중 수인성 감염은 오염된 물을 조심하고 항상 끓여 먹으면 쉽게 방어할 수 있고, 혈액 감염 역시 의료적 위생만 지킨다면 크게 문제가 되지 않으며, 성 접촉 또한 개인이 조금만 신경을 쓴다면 일상생활에서 얼마든지 예방이 가능합니다.

반면 점막이나 호흡기를 통한 감염은 감염 속도가 매우 빠르고 전 세계적으로 확산할 수 있으며, 아무리 조심해도 내 면역 체계의 방어선이 무너진다면 언제든지 감염될 수 있습니다. 우리 몸의 점막이나 호흡기는 평소에는 훌륭한 방어 체계를 가지고 있습니다. 하지만 우리가 경험하지 못한 새로운 병원균이 들어오거나 면역 체계가 약해지면 무너지게 됩니다. 그래서 우리는 점막이나 호흡기의 통로를 철저하게 방어할 필요가 있습니다.

1장에서 알아봤듯이 세균과 바이러스는 커다란 차이가 있습니다. 세균은 적정 환경만 갖춰지면 스스로 생명 활동을 하며 살아가는 반면, 바이러스는 반드시 생물체를 숙주로 삼아 번식하지요. 세균은 세포의 세포벽을 약하게 하거나 세포를 사멸하는 항생제로 치료가 가능하지만, 바이러스는 우리 몸에서 치열한 싸움을 한 번 치러야만 항체가 만들어지고 물리칠 수 있습니다.

치료제가 없는 신종 바이러스와의 싸움은 어쩔 수 없이 치열한 전투를 한 번 겪을 수밖에 없습니다. 전투를 피하기 위해서는 철저한 위생 생활을 해야 하며, 바이러스가 침투하는 길목을 철두철미하게 지켜야 합니다. 치료제와 백신이 나오기까지 우리 몸을 지킬 수 있는 유일한 방법입니다.

병원체 감염의 전파 유형를 알자

바이러스는 구조적인 특성상 하나의 숙주에서 다른 숙주로 전파되지 않으면 사멸하게 됩니다. 따라서 반드시 감염 경로가 필요하며 숙주와 숙주 사이의 전파 조건이 성립되면 바이러스 감염은 확대됩니다. 1장에서도 알아봤듯이 바이러스 감염 방법에는 비말 감염과 공기 감염, 신체 접촉 감염이 있습니다.

비말 감염은 삼염자가 재채기하거나 말을 할 때, 음식물을 먹거나 입맞춤 등을 할 때 타액과 같은 작은 물방울에 바이러스나 세균이 섞여 상대방의 입과 코를 통해 전파됩니다. 기침할 때 입 밖으로 침방울이 포물선을 그리며 떨어지는 것을 육안으로도 볼 수 있지요. 실험에 의하면 한 번 기침을 할 때는 3,000개의 비말이 분사되어 전방 2m까지 전파되는 것을 알 수 있지만, 전파 거리는 아직 논란의 여지가 있습니다. 연구 결과에 따르면 비말에 있는 바이러스는 통상 3시간 정도 생존이 가능한데, 코로나바이러스-19의 경우 24시간까지 생존 가능한 것으로 추정됩니다. 에어컨이나 공기 공조기로 바이러스를 빨아드린 뒤 다시 내뿜게 되면 전파력과 파급력은 훨씬 증가한다는 사례도 나와 더 많은 연구가 필요합니다.

균 입자가 5μm 이하로 비교적 작을 경우에는 공기 감염도 가능해집니다. 공기 감염은 비말 감염과는 달리 오랫동안 공기 중에 떠다니기 때문에 전염력이 훨씬 큽니다. 공기 중의 바이러스는 바람을 타고 약 48m 떨어진 곳까지 전파된다는 연구 결과가 있습니다. 시간이 지나면서 수분은 증발하지만 바이러스는 계속 남아 있지요. 이런 바이러스가 창궐할 경우 될 수 있으면 외출을 삼가거나 사람과의 접촉을 피하는 것이 최선의 예방입니다.

신체 접촉 감염은 비말의 형태로 분출된 바이러스가 사멸되지 않고 물건이나 다른 전파 매개체에 남아 있다가 이를 접촉할 경우 타인에게 전파되는 것을 말합니다. 입, 코는 물론 눈의 점막을 통해서도 전파가 가능한 것으로 알려져 있습니다. 연구에 따르면 사스와 코로나19를 일으키는 바이러스는 24시간~2, 3일까지 생존이 가능합니다. 확진자가 발생할 경우 신속하게 방역하고, 손 씻기 등 개인위생을 강조하는 것은 바로 이런 이유에서입니다.

Q 코로나19는 비말로만 감염되나요?

A 코로나19는 비말로 감염되는 것은 확실하지만 공기 감염에 대해서는 아직 논란이 있습니다. CDC에서는 공기 전파의 가능성도 있다고 했는데 여기에 대해서 계속 연구 중입니다. 코로나19는 모든 가능성을 염두에 두고 개인 방역에 온 힘을 쏟아야 합니다.

적의 1차 관문, 코를 사수하자

호흡기 질환을 일으키는 병원체의 첫 관문은 코입니다. 호흡계의 최전선이라고 할 수 있는 코를 얼마만큼 건강하게 유지하냐에 따라 싸움의 첫 승패가 갈린다고 볼 수 있지요. 코는 냄새를 맡는 후각 작용과 숨을 쉬는 호흡 작용을 하는 장기입니다. 외부 공기는 코의 관문을 걸쳐 기관지를 통해 양쪽 폐로 들어가게 됩니다. 미세먼지와 병원균 역시 공기 중에 떠다니다가 우리 몸의 첫 관문인 코를 만나게 되지요.

코는 최전방의 관문으로서 우리 몸을 어떻게 방어할까요? 우리가 하찮게 또는 귀찮게만 여겼던 코털이 큰 방어벽 역할을 합니다. 코털은 다른 털에 비해 두껍고 튼튼하여 외부의 먼지나 병원균을 걸러내는 믿음직한 일차 방어벽입니다. 또한 콧속의 습도와 온도를 조절하여 좋은 환경을 만들어줍니다. 코점막에는 미세섬모라는 아주 작은 털이 있는데 이 섬모의 상부에 있는 점액 물질이 코로 들어온 병원균을 침착시켜 콧물이나 가래의 형태로 만들어 다시 외부로 배출합니다. 이렇게 코안의 큰 털과 점막의 작은 털이 합심하여 1차 방어를 해냅니다. 하지만 매우 작은 형태의 바이러스는 1차 방어에 걸리지 않고 바로 폐로 침투할 수도 있습니다. 코안에는 장의 유산균처럼 좋은 유익균도 살고 있습니다. 이 유익균이 외부의 병원균과 싸우면서 코안의 환경을 좋게 만듭니다. 서울대학교 이비인후과 연구팀은 건강한 성인 37명의 콧속에 분포하는 공생 미생물을 조사했는데요. 약 3,000마리 이상의 공생 미생물을 찾아냈습니다. 공생 미생물이 외부의 병원균과 싸우면서 폐렴과 같은 호흡기 질환을 막아주는 훌륭한 임무를 수행합니다.

코로 숨을 못 쉬면 우리는 입으로 숨을 쉬게 됩니다. 만성 비염 환자나 코골이 환자에게서 흔히 볼 수 있죠. 그런데 입으로 숨을 쉬면 어떤 일이 벌어질까요? 코안의 일차 방어벽이 없기 때문에 많은 미세먼지나 병원균이 바로 기관지를 통해 폐로 들어가게 됩니다. 또한 적절한 산소가 폐에 도달하기 힘들어져 만성적인 산소 결핍을 초래하지요. 만성 산소 결핍은 두통을 비롯하여 많은 합병증을 가져올 수 있답니다.

삼국지에 재미난 일화가 나옵니다. 제갈공명이 남만 정벌을 위해 군사를 이끌고 밀림을 행군하는데 병사들이 괴질에 걸려 하나둘씩 쓰러지게 됩니다. 때마침 인근을 지나던 도인이 나뭇잎을 입에 물고 행군하라고 귀띔해줍니다. 도인의 말대로 나뭇잎을 입에 물고 행군하자 병사들은 괴질에 걸리지 않고 무사히 숲을 헤쳐나가게 됩니다.

지금 생각해보면 괴질은 호흡기 감염 질환이었던 것 같습니다.

입에 나뭇잎을 물고 있으니 병원균이 비말로 전파되는 것을 막는, 마치 요즘의 마스크와 같은 효과를 가져온 것이지요. 덕분에 코로 숨을 쉬니 호흡기가 1차 방어벽 역할을 해서 병원균을 물리치지 않았나 생각됩니다. 숨은 코로 쉽시다.

면역 부자가 되기 위한 코 건강 관리 수칙 10

코를 세게 풀거나 코털을 잡아뽑는 등 코 건강을 헤치는 습관이 많은데요. 면역력을 올리는 코 관리 수칙 10가지를 알려드릴게요.

1. 코 건강에 좋은 온도는 20~25℃이고, 습도는 50~60%다. 코를 항상 촉촉하게 유지한다.

2. 미세먼지나 황사가 심할 때는 생리식염수로 코를 세척한다.

3. 외부 환경이 좋지 않거나 감염병이 유행하면 마스크 쓰기를 생활화한다.

4. 침구류는 자주 세척하고 실내는 청소와 환기로 신선하게 유지한다.

5. 코를 너무 세게 풀지 않는다.

6. 물을 충분히 마셔서 코를 건조하지 않게 유지한다.

7. 코털을 절대 손으로 뽑지 않는다. 코 주변에는 뇌로 연결되는 혈관이 많기 때문에 모낭염이 생길 경우 위험할 수 있다.

8. 코를 심하게 파거나 코딱지를 손가락으로 거칠게 제거하지 않

는다.

9. 코털이 심하게 빠져나오면 코털 정리 가위로 가볍게 정리한다.

10. 손 씻기를 생활화한다.

 QR 코드를 스캔해서 생리식염수로 코를 세척하는 방법을 알아보세요. 동영상을 보면서 쉽게 따라 할 수 있어요.

출처: 아기 받는 남자의 사는 이야기 blog

Q 코를 풀다가 코피가 자주 나는 편인데 어떻게 해야 할까요?

A 코피는 코 앞쪽에서 나는 출혈과 코 뒤쪽에서 나는 출혈로 나눌 수 있는데 코 앞쪽보다는 뒤쪽에서 많은 양의 코피가 나오고 출혈이 잘 멈추지 않습니다. 코피가 자주 나는 원인은 주로 코점막이 건조하거나 알레르기성 비염인 경우가 대부분이며 그 외에 외상성 출혈도 있습니다. 코피가 날 때는 혈액이 기도로 넘어가지 않도록 고개를 젖히지 말고 앞으로 하고, 가볍게 눌러주는 느낌으로 코를 지압하거나 콧구멍을 거즈로 압박하여 지혈하는 방법도 도움이 됩니다. 코피가 멈추지 않을 때에는 병원에 방문하여 전기 소작 등 의학적인 치료를 받을 수 있습니다.

최전방 보초병, 점막을 지키자

점막은 외부와 직접 맞닿아 있는 신체 기관들의 내벽을 덮고 있는 부드러운 조직으로 대표적으로 폐와 연결된 폐점막과 위점막을 포함한 소화기 점막, 비뇨생식계 점막, 눈점막 등이 있습니다. 점막은 주로 분비와 흡수 기능을 담당하는데, 더욱 중요한 임무는 외부의 병원균에 대해 가장 신속하게 면역 반응을 하는 최전방의 보초병입니다.

점막은 어떤 면역 작용을 담당할까요? 먼저 점액으로 외부 병원균을 제압합니다. 점막은 점액이라는 끈적끈적한 액체를 분비하는데 이러한 액체는 병원균을 끈끈하게 묶어두어 그야말로 옴짝달싹 못 하도록 체포하지요. 잡힌 병원균은 점막 세포에서 분비된 디펜신defensin, 라이소자임lysozyme 등의 면역 항생 물질로 중화하여 사멸시킵니다.

외부의 병원체를 우리 몸이 기억하고 있다가 침입과 동시에 림프샘·혈액 등을 통해 각종 면역 세포가 병원체를 제압하는 것이 전신 면역 반응인데요. 점막에서의 면역 반응은 우리 몸의 기억과는 상관없는 즉각적이고 국지전 같은 면역 반응입니다. 휴전선의 보초병처럼 늘 긴장 상태에서 우리 몸을 지키는 것이 점막의 방어 기능이라 할 수 있지요. 점막이 분포되어 있는 곳은 늘 외부의 병원균과 마주치는 긴장감이 높은 곳이기 때문에 이런 국지적인 방어 기능은 매우 중요하며 이 기능이 정상적으로 작동할 때 우리의 몸은 건강한 상태를 유지할 수 있습니다.

점막 세포는 수명이 짧은 대신 매우 빨리 재생됩니다. 전쟁에서 부상병이 속출하면 바로 새로운 부대를 파견하여 전열을 가다듬는 것처럼요. 싸움에서 항상 유리한 고지를 차지하기 위한 점막의 고유 기능이라고 생각됩니다.

구강의 점막이나 소화관, 요도, 질 등의 점막 표면은 분비형 면역글로블린A를 대량으로 분비합니다. 이 또한 국소적인 면역 반응의 하나로 분비형 면역글로블린A는 생후 1개월부터 거의 성인수준의 양이 점액막 속으로 분비됩니다. 미생물이나 독성 물질을 중화하고 무력화하는 일을 담당하지요.

점막은 단순히 우리 몸의 기관을 감싸는 부드러운 막이 아닌 치열한 전투에 맞서는 보초병으로서 매우 중요한 역할을 담당합니다. 점막을 건강하게 지키는 것이 병원균과 싸움에서 매우 중요하다는 것을 꼭 명심하세요.

❶
면역 부자가 되기 위한 점막 관리 수칙 5

점막은 수명이 짧은 대신 빠르게 재생된다고 했는데요. 아무리 그렇다 해도 파괴가 재생보다 빠르면 우리 몸의 방어벽이 약해지고, 결국 외부 병원균과의 전투에서 1차 방어선이 무너질 수밖에 없습니다. 점막 건강을 유지하기 위해 항상 노력해야 합니다.

1. 외부의 병원체를 피하라

전쟁에서 이기려면 일단 적군의 숫자보다 아군의 숫자가 많아야 한다. 점막은 늘 외부와 통해 있는 곳이기 때문에 적이 전혀 없는 무균 상태를 유지하기란 불가능하다. 이런 환경에서는 적의 숫자를 줄이는 것이 중요한데 이때 강조되는 것이 청결이다. 손 씻기, 청소, 환기, 위생적인 환경 유지 등은 적군으로부터 우리 몸을 방어하는 가장 기초적이면서도 중요한 방법이다.

2. 뜨거운 것을 피하라

사람의 기초 체온인 36℃를 넘어가게 되면 점막이 열로 손상된다. 가장 손상되기 쉬운 곳이 소화기 점막이다. 뜨거운 음식으로 입천장을 데거나 식도가 타들어 가는 듯한 손상을 입으면, 단순한 궤양부터 심각한 암까지 합병증을 일으킬 수 있다. 너무 뜨거운 차나 음식 등을 삼가야 한다.

3. 수분을 충분히 섭취하라

개나 고양이와 같은 애완동물의 콧등을 만져보면 촉촉하다. 점막은 촉촉할 때가 가장 이상적인 상태인데 이를 유지하려면 충분한 수분 보충이 필요하다. 점막에서 만들어내는 분비물의 양은 생각보다 많다. 하루에 호흡기의 분비물은 0.5 l 가 넘으며, 위점막의 분비물도

0.5 l가 넘는다. 우리 몸의 수분이 부족하게 되면 점막이나 피부가 가장 먼저 건조해지고 탄력을 잃게 된다.

4. 카페인을 피하라

카페인은 괄약근의 힘을 떨어뜨린다. 괄약근의 힘이 떨어지면 내용물이 반대 방향으로 역류하게 되는데 대표적인 것이 역류성 식도염이다. 매우 강력한 산인 위산이 식도로 역류하게 되면 산을 방어하는 점막의 기능이 식도에는 없기 때문에 식도 손상을 초래한다. 심하면 식도암으로 진행할 수 있다. 또한 카페인은 우리 몸의 수분을 내보내는 탈수 작용을 해서 늘 수분이 부족하게 만든다. 커피보다는 맑은 물을 마셔 우리 몸을 촉촉하게 하자.

5. 비타민이 풍부한 녹황색 채소를 많이 섭취하라

베타카로틴이 풍부한 녹황색 채소는 강력한 항산화 작용뿐 아니라 점막 재생에도 도움을 준다. 많은 양을 한꺼번에 섭취하기보다는 꾸준히 섭취하는 것이 좋다. 그리고 충분한 휴식을 통해 우리 세포에도 휴식을 제공해야 한다. 과도한 스트레스를 피하고 가벼운 운동으로 건강한 신진대사를 유지하는 것도 점막의 방어 기능에 큰 도움을 준다.

3

몸을 **따뜻하게** 하라

우리는 살아가면서 몸을 변화시키는 무수히 많은 상황을 겪게 되는데요. 이때마다 우리 몸은 변화에 적응하면서도 스스로 일정하게 유지하려는 항상성恒常性 기능을 발휘합니다. 항상성을 유지하려면 적정 체온 유지가 가장 중요한데요. 체온이 너무 낮아지거나 높아지면 몸에 너무나도 큰 변화를 가져오기 때문입니다. 몸의 입장에서는 초비상사태라 정상 체온 유지를 위해 모든 노력을 기울이지요.

우리 몸은 체온이 떨어지면 피부의 혈관을 수축시켜 피부를 통한 열 손실을 최소화합니다. 체온을 유지하기 위해 몸이 자연스럽게 움츠려지고 근육까지 떨게 되죠. 추울 때나 소변을 본 뒤 몸이 저절로 떨린 적 있지요. 이게 다 체온 유지를 위한 본능적인 행동입니다. 반면에 체온이 올라가면 어떻게 될까요? 체온이 높아지면 피부 표면으로 가는 혈류량을 증가시켜 열 발산을 촉진하며, 땀샘을 자극하여 땀 분비량이 증가합니다. 땀이 증발할 때 기화열을 빼앗아 체온이 높아지는 것을 막는 거죠. 독감에 걸려 열이 났을 때 해열제를 먹은 이후 온몸이 푹 젖은 기억을 떠올려보세요.

늘 일정한 체온 유지를 위해 우리 몸은 온도에 민감하게 작용하며 정상 체온(35.9~36.7℃)을 지키려 합니다. 우리 몸의 세포는 쉴 새 없이 대사 작용을 하는데요. 이때 쓰이는 수많은 효소도 정상 체온에서 가장 잘 작용한다는 사실 하나만 봐도 알 수 있습니다. 정상 체온은 우리 몸을 가장 건강한 상태로 만드는 최적의 온도임을요.

하지만 체온이 늘 같은 것은 아닙니다. 예를 들어 운동하면 근육에서 방출되는 열로 체온이 다소 올라가며 식사 후에도 마찬가지입니다. 체온은 숙면을 취하는 새벽 3시와 잠들기 시작한 오후 11시에 가장 낮고, 하루를 시작하는 아침 10시와 일과를 끝내는 오후 6시 이후에는 가장 높지요. 그래도 정상 체온 범주 안에서 오르락내리락합니다.

정상 범위 안에서 체온이 1℃ 정도 올라가면 면역력이 높아진다는 연구 결과가 있습니다. 체온이 1℃ 올라가게 되면 면역력이 5배가 증가하고, 체온이 1℃ 낮아지면 면역력은 30%, 대사 기능은 12%가 떨어진다는 이론이죠. 이 이론에 따르면 체온이 상승하면 우리의 면역 세포인 림프구와 백혈구 등의 숫자가 증가하고 혈류량도 증가합니다. 그러면 면역 세포들의 움직임이 빨라지게 됩니다. 신진대사 또한 활발해지면서 몸은 더욱더 건강한 상태로 된다고 합니다. 하지만 반론도 많습니다. 누구나 알다시피 체온이 무한정 올라가면 좋지 않으며, 이때도 항상성이라는 우리 몸의 방어 체계가 일해서 체온을 낮춥니다.

체온이 오르면 우리 몸에는 어떤 좋은 일이 일어날까요? 근육과 관절이 이완되어 통증을 완화하고, 모세혈관이 확장됨에 따라 피부나 머리에 있는 노폐물이 원활하게 배출됩니다. 혈류 속도를 증가시켜 대사를 촉진하고, 각각의 장기에 혈액 공급이 잘 되어 건강한 상태를 유지하려는 원동력이 확보되는 셈이죠. 혈압에는 큰 변화 없이 혈류량과 속도만 30%까지 증가하니 우리 몸에 많은 산소와 영양분을 공급받고, 노폐물을 빨리 내보내는 신진대사가 활발해집니다.

일상생활에서 체온을 올리는 방법은 운동이나 목욕을 들 수 있는데요. 자연스럽게 몸을 이완하고 피로나 스트레스를 푸는 마법과도 같은 현상을 경험하게 됩니다. 이런 경험들 하나하나가 스스로 몸의 면역력을 강화하는 가장 기초적인 실천 방법이 됩니다.

반신욕으로 체온을 올리자

피로와 스트레스로 고생하는 현대인들에게 일과 후 힐링은 선택이 아닌 필수가 됐습니다. 그중 반신욕은 과학적으로 그 효과가 밝혀지면서 더욱 각광받고 있습니다. 거창한 운동 기구나 시설 없이 집에서 간단하게 할 수 있는 방법이기에 더욱 인기가 많습니다.

2017년 영국에서 흥미로운 결과가 발표되었는데요. 1시간 동안 40℃ 물에서 목욕을 하는 것만으로도 약 140Cal의 열량 소모가 일어나며 이는 30분 걷기와 같은 효과랍니다. 따뜻한 물에만 있어도 수동적인 운동의 효과가 일어나는 것이며 더욱이 운동 시 발생하는 HSP(열충격단백질)이 나온다는 사실은 놀라운 결과라고 볼 수 있습니다. HSP는 우리가 운동을 할 때 피로 물질인 젖산으로 인해 발생하는 열로 우리 몸의 단백질이 손상되지 않도록 보호하기 위한 일종의 방어 단백질인데요. 반신욕으로 운동한 것과 같은 효과를 볼 수 있다는 결론입니다.

HSP는 림프구의 움직임을 활발하게 하고 인테페론의 합성량을 증가시키며 면역 기능을 극대화합니다. 면역을 약화하는 주범 스트레스 해소에도 도움을 주며, 운동 효과까지 안겨주는 반신욕은 바쁜 현대인에게 간편하고 가성비 좋은 면역 증진 요법입니다.

면역 부자가 되는 반신욕 수칙 12

쉬면서 하루의 피로를 풀고 운동 효과도 있으며 면역력까지 높일 수 있는 효과적인 반신욕 방법을 알려드릴게요.

1. 반신욕 전에는 반드시 충분한 물을 섭취한다.

2. 물의 온도는 37~38℃로 맞추는 것이 좋은데 여러 번 해봐서 본인에게 적당한 온도를 찾는다.

3. 횟수는 주 2~3회가 정당하다.

4. 욕조의 물은 가슴을 넘지 않도록 하며 배꼽 정도가 가장 적당하다.

5. 시간이 지나 물 온도가 낮아지면 더운 물을 보충해서 온도를 일정하게 유지해준다.

6. 20~30분 정도가 적당하며, 더 지속하고 싶을 때는 10분 정도 휴식을 취한 뒤 다시 시작한다.

7. 음악을 듣거나 책을 읽으면서 반신욕을 하게 되면 심신의 안정 효과를 더욱 올릴 수 있다.

8. 허브나 쑥이 들어간 입욕제를 사용하면 더욱 좋다.

9. 반신욕이 끝난 후에는 다시 수분을 보충한다.

10. 반신욕 후에 갑자기 체온이 떨어지면 감기에 걸리기 쉬우니 체온 유지에 신경 쓴다.

11. 반신욕이 번거로우면 간단한 족욕도 큰 도움이 된다.

12. 따뜻한 차 한 잔을 곁들이면 심신 안정에 좋다.

Q 전신욕은 면역을 높이는 데 효과가 없나요?

A 전신욕도 면역을 높이는 데 효과가 있습니다. 하지만 전신욕은 몸이 쉽게 지치고 과도한 땀 배출로 탈수 현상을 초래하기 쉽기 때문에 오랫동안 지속하기가 어렵습니다. 면역력은 몸을 지치게 하는 것이 아니라 몸을 즐겁게 해야 올릴 수 있답니다. 지나친 것은 오히려 우리 몸에 스트레스를 줄 수 있음을 명심하세요.

Q 족욕은 어떻게 하나요?

A 물 온도는 40~43℃ 사이가 적당하며 물의 양은 발을 담갔을 때 복사뼈를 기준으로 손가락 세 마디 정도 위에까지 잠기는 양이 적당합니다. 시간은 10~20분 정도가 적당하며, 족욕을 마치면 발가락 사이까지 물기를 깨끗이 닦아야 피부 질환을 예방할 수 있습니다.

족욕 후에는 보습 크림과 영양 크림을 발라서 발 관리를 해주고, 발바닥과 발가락 등을 마사지하면 혈액 순환에 도움이 됩니다.

4

고마운 청소부,
림프를 뚫어라

우리 몸을 흐르는 큰 물줄기를 꼽으라면 심장에서 나온 동맥과 심장으로 돌아오는 정맥 그리고 혈액의 흐름과는 별 관련이 없어 보이는 림프 기관이 있습니다. 림프 기관은 하수도처럼 폐수를 처리하고 우리 몸에 침입한 병원균을 차단하는 강력한 면역 시스템의 역할을 합니다.

심장의 박동에 의해 동맥에서 나온 신선한 혈액은 모세혈관에 이르러 수많은 교환 작용을 하는데 이때 혈액의 일부가 모세혈관 밖으로 빠져나가게 됩니다. 빠져나온 혈액은 주변의 세포들을 촉촉이 적셔주면서 영양소와 기타 호르몬, 아미노산 등을 전달하는 역할을 합니다. 그리고 세포들이 내놓은 각종 폐기물을 담아 다시 혈액 안으로 들어가죠. 이때 모세혈관을 빠져나간 혈액 중 일부는 정맥으로 돌아가지 않고 림프 기관으로 들어갑니다. 림프 기관은 이렇게 처리되지 못한 대사 산물의 쓰레기를 최종적으로 깨끗이 처리하는 역할을 합니다.

하루에 모세혈관으로 여과되는 혈액 양이 약 20ℓ라면, 이 중 16~18ℓ가 다시 정맥으로 흡수되고, 나머지 2~4ℓ는 림프액을 생성하게 됩니다. 림프관을 통해 들어온 림프액은 중간 종착지인 림프절에 모인 다음 최종적으로 정화 과정을 거칩니다. 림프계는 혈관계와 분리되는 또 하나의 체액 순환계로서 머리끝부터 발끝까지 우리 몸에 충분한 산소와 영양분을 공급하고, 노폐물을 제거하기 위하여 혈관계와 함께 거미줄처럼 얽혀 있습니다. 림프액에는 적혈구나 혈소판은 없지만 림프구나 대식 세포와 같은 면역 세포들이 풍부한데 이들 면역 세포가 세균이나 바이러스와 같은 외부의 병원균을 림프관을 통해 림프절로 유인합니다. 림프절에서 대기하고 있던 림프구에서 이들을 일차적으로 처리한 뒤, 최종 림프 기관인 비장에서 파괴합니다. 림프 기관은 폐기물이든 병원균이든 가리지 않고 우리에게 도움이 안 되는 건 모두 다 한 번에 처리해주는 고마운 청소부인 셈이죠.

심장의 강력한 펌프로 무한정 순환하는 혈액 시스템과는 달리, 림프액은 림프관의 자발적인 수축과 이완으로 우리 몸을 천천히 흘러 쇄골 근처 가슴 림프관에서 대정맥으로 돌아가면 끝납니다. 림프관은 피부 바로 아래에 있어 조그마한 저항에도 림프액의 흐름이 쉽게 정체됩니다. 이런 정체는 림프의 원활한 흐름을 방해하여 면역이나 기타 몸의 순환 기능에 이상을 가져옵니다.

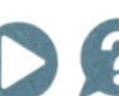

마사지로 막힌 림프를 뚫자

피부 바로 밑으로 흐르는 특성을 이용하면 간단한 마사지로도 쉽게 림프의 순환을 노울 수 있습니다. 그래서 림프 마사지를 면역 마사지라고도 하지요.

①

면역 부자가 되는 슬기로운 림프 생활 수칙 10

림프 순환을 도와 면역력을 올리는 생활 수칙을 알려드릴게요.

1. 마사지할 때에는 가볍게 한다

림프액은 피부층 아래로 흐르고 있기 때문에 깃털을 잡는다는 느낌의 가벼운 터치와 마사지만으로도 충분히 효과를 볼 수 있다. 오히려 강한 압력은 림프절의 손상이나 림프관의 부종을 초래하여 림프액의 흐름을 방해할 수 있다.

2. 마사지는 림프가 흐르는 방향을 따라 한다

림프액이 돌아가는 흐름은 천천히 자연스럽게 일어난다. 따라서 이 흐름 방향으로 마사지를 하는 것이 좋다. 얼굴은 쇄골 쪽으로, 팔은 겨드랑이 쪽으로, 다리는 서혜부 쪽으로 한다.

3. 마사지는 꾸준히 한다

림프는 어느 하루만 흐름이 좋아진다고 해서 순환이 원활한 것이 아니다. 그래서 하루에 10분씩 꾸준히 해야 한다. 공간을 차지하는 것도 아니고, 도구도 필요 없어서 습관만 들이면 매일매일 할 수 있다. 오일을 바르면 도움이 되지만 지나치면 미끄러져 오히려 림프의 방향을 놓치게 되니 적당량을 발라야 한다.

4. 물을 충분히 마신다

림프는 노란색의 면역 물이다. 하루에 2~4ℓ의 림프액이 생산된다. 우리 몸에 수분이 부족해지면 당연히 림프액도 줄어들게 되고, 림프액이 줄면 마치 가뭄에 강물이 마르듯이 흐름이 나빠진다. 매일매일 충분한 물을 섭취하고 카페인 섭취를 줄이는 것이 좋다.

5. 몸에 꽉 끼는 옷을 입지 않는다

옷 중에 림프의 흐름을 방해하는 것이 꽉 끼는 청바지, 스타킹, 레깅스 등이다. 앞에서도 설명했듯이 림프액은 피부 바로 아래로 흐르기 때문에 조그마한 압력에도 흐름이 막힐 수 있다. 아침에 신고 나온 신발이 퇴근 무렵 안 들어가는 것 역시 림프와 상관있다. 특히 다리의 림프는 중력을 거슬러 서혜부 쪽으로 모이기 때문에 조그마한 압력에도 흐름이 나빠질 수 있다.

6. 심호흡한다

목이나 겨드랑이, 다리 등의 림프액은 마사지로 가능하지만 배 속 깊이 있는 림프는 마사지보다는 심호흡이 효과적이다. 코로 깊이 숨을 들이마신 다음 배에 공기를 가득 채우고 천천히 숨을 내쉰다. 횡격막을 자극하도록 크게 하는 것이 좋다.

7. 앉아서 일할 때는 다리를 약간 높이 올린다

의자 앞에 얕은 박스나 의자를 놓고 그 위에 다리를 올리는 것이 좋다. 다리의 림프액은 중력에 반하여 올라오기 때문에 중력의 부담을 덜어주는 효과가 있다.

8. 배를 따뜻하게 한다

배를 따뜻하게 하는 것은 혈액의 흐름뿐 아니라 림프 순환에도 도움을 준다. 따뜻한 핫팩을 배에 대서 차지 않게 유지한다. 따뜻한 물을 마시는 것도 도움이 된다.

9. 부부가 같이한다

다리 마사지는 혼자 하려면 자세가 잡히지 않아 어렵다. 부부 또는 가족끼리 서로 10분씩 마사지를 해주면 좋다.

10. 스쿼트나 반식욕을 한다

근육의 움직임에 따라 림프액의 순환이 결정된다. 하체를 튼튼하게 하는 스쿼트와 같은 운동은 림프 순환에 큰 도움을 준다. 따뜻한 물에 몸을 담그는 반신욕 역시 림프와 혈액 순환에 도움을 주며 부종을 감소시키는 데 큰 효과가 있다.

 QR 코드를 스캔해서 림프 마사지 법을 알아보세요. 동영상을 보면서 쉽게 따라 할 수 있어요.

출처: 아기 받는 남자의 사는 이야기 blog

Q 오후에 다리가 많이 붓는 편인데요. 효과적인 방법을 알려주세요.

A 다리를 될 수 있으면 높이 들어서 심장 가까이에 위치하도록 하여 혈액 순환을 도와야 합니다. 따뜻한 족욕이나 발 마사지도 부기를 제거하는 데 도움이 됩니다. 심하면 압박스타킹을 착용하거나 병원을 방문하여 하지정 맥류 등의 질환이 있는지 검사해보는 것도 좋습니다.

5

귀찮아도
운동이 답이다

운동이 만병통치약이라는 말에 그 누구도 이의를 제기하지 않습니다. 다만 귀찮거나 시간이 없어서 못 할 뿐이지요. 감염병 환자가 급증해서 사회적 거리 두기를 실천해야 할 때일수록 혼자 즐기는 운동이야말로 면역력 강화뿐 아니라 마음마저 치유하는 최고의 처방으로 꼽힙니다. 사회적 거리 두기로 혼자 보내는 시간이 많아졌을 때가 운동을 습관화할 수 있는 적기입니다.

운동은 면역력과 어떤 관계가 있기에 그럴까요? 운동을 시작하면 온몸의 혈액 순환이 매우 빨라집니다. 백혈구, 림프 세포 등 우리 몸의 면역 사병들이 온몸을 빠르게 순환하면, 우리는 병원균과 싸울 수 있는 동력을 얻게 되는 거죠. 신진대사가 촉진될 뿐 아니라 땀이나 소변을 통해 각종 유해물질 배설이 원활하게 이루어집니다. 운동으로 체력이 향상하면 외부 병원균과 싸울 기초적인 힘이 축적됩니다. 운동으로 혼자만의 시간을 보람있게 보내면 우울했던 마음이 순화될 뿐 아니라 행복한 에너지가 분출되어 일상생활의 활력소를 얻게 됩니다.

그런데 모순되게도 우리 몸은 운동을 휴식과는 정반대인 스트레스로 인식합니다. 스트레스는 우리 몸을 일정하게 유지하려는 항상성을 깨뜨립니다. 스트레스와 근육 운동으로 체온이 상승하면 피로 산물인 젖산이 체내에 축적되어 몸이 산성화됩니다. 상승된 열과 산성화된 몸은 우리 몸의 단백질에 변형을 일으킵니다. 여기서 운동이 가져오는 또 하나의 면역 보물, HSP가 만들어지게 됩니다.

HSP는 말 그대로 열로부터 단백질을 보호하기 위한 우리 몸의 본능적인 보호 장치입니다. 단지 단백질 보호만 하는 게 아니라 우리에게 또 다른 선물을 주는데요. 체력 회복을 돕고 우리 기분을 좋게 하는 엔도르핀endorphin 생성을 촉진합니다. 그리고 특공대 역할을 하는 면역 세포인 NK 세포의 움직임을 활발하게 만들고, 바이러스에 대처하기 위한 신호 단백질인 인터페론interferon의 합성량을 늘려 체내의 면역력을 극대화합니다. 운동이라는 스트레스에 우리 몸이 본능적으로 대처하는 과정에서 뜻밖의 면역학적인 이득을 보게 되는 순간이죠.

어떤 운동이 좋을까요? 운동을 너무 과하게 하면 오히려 우리 몸에 독이 되듯이 방법에 따라서도 독이 될 수도 있고 약이 될 수도 있습니다. 위에서도 언급했듯이 우리 몸의 측면에서 보면 운동은 또 하나의 스트레스이기 때문입니다. 면역력을 키우기 위해서는 너무 힘든 고강도의 운동보다는 심박 수를 늘리고 땀이 날 정도의 중강도 운동이 좋습니다. 심한 운동은 오히려 감염의 위험을 늘립니다. 심한 독감이나 다른 질병이 있을 때 운동보다는 휴식을 권하는 것이 바로 이런 이유에서입니다.

운동 후에는 충분한 휴식과 영양 공급으로 우리 몸이 받은 스트레스를 해소해야 합니다. 충분히 회복된 다음에는 반복적인 운동을 통해 체력을 늘려야 면역력을 최상으로 끌어올릴 수 있습니다. 불규칙한 운동은 끌어올린 면역력과 체력을 너무 쉽게 원점으로 돌려놓기 때문입니다. 3개월간 꾸준히 걷기 운동을 한 그룹이 그렇지 않은 그룹에 비해 감염률이 현저히 낮았다는 연구 결과가 있습니다. 단지 걷기만 해도 면역력을 높일 수 있다는 이야기죠.

운동 시간도 중요합니다. 너무 오랜 시간의 운동은 좋지 않습니다. 하루에 30분 정도가 적당하며 맨손 체조, 요가 등 언제 어디서든 할 수 있는 운동이 좋습니다. 하루에 한 번 한 시간 동안 지속하는 운동보다는 30분씩 나누어서 두 번 하는 것이 더욱더 효과적입니다. 또 운동이 단조로워 지루하다면 저강도 운동과 고강도 운동을 결합하여 주기적으로 반복하는 것도 좋은 방법입니다. 주당 3~4회 정도 운동을 한 뒤 기록을 통해 운동의 효과와 운동

전후의 몸 상태를 체크하는 것도 장기적으로 볼 때 좋은 습관입니다. 스마트폰이나 스마트워치 앱을 활용하면 언제든 운동을 기록하고 건강 상태를 체크할 수 있습니다. 그리고 운동 후에는 반드시 휴식과 수분·영양 보충을 해야 면역력 향상을 극대화할 수 있음을 잊지 마세요.

| 처방전 09 

운동으로 면역력을 높이자

감염병이 유행할 때, 사회적 거리 두기를 실천해야 할 때 면역력을 높이면서도 우울감마저 해소하기 위해서는 운동이 최고의 처방전입니다.

❶

면역 부자를 위한 혼자 하는 운동 5

혼자 할 수 있는 운동 5가지와 효과적인 방법을 알려드릴게요.

1. 달리기

혼자 즐길 수 있는 최고의 운동이다. 답답한 삶에서 벗어나 혼자만의 시간을 갖고 자기와의 대화를 통해 우울한 기분을 떨쳐버리는 효과까지 가져올 수 있다. 달리기로 빠르게 도는 전신의 혈액은 우리 몸을 방어하는 방어 기제에 활력소를 불어넣고, 적절한 땀의 배출을 돕는다. 약간 숨이 찬 정도의 중강도 달리기가 좋으며 최소 30분 이상 지속해야 한다. 달리기가 부담스럽다면 가볍게 걷는 운동부터 시작하자. 충분한 수분 섭취는 물론 운동 전후로 열량을 보충해야 면역력 향상에 도움이 된다.

2. 계단 오르기

고층 아파트와 지하철이 보편적인 우리나라에서 계단 오르기는 누구나 손쉽게 할 수 있는 운동이다. 기구가 필요 없고 간단한 복장과 운동화 그리고 나의 의지만 있으면 언제든지 가능한 운동이다. 걷는 운동에 비해 효율이 높고 운동량도 꽤 높아 가성비 좋은 운동이기도 하다. 발은 11자로 자연스럽게 디뎌야 하고, 발의 면적이 최대한 넓게 계단에 닿는 것이 무릎과 발목에 무리가 없다. 처음에는 15~20층을 목표로 하고 점차 층수를 높여가는 것이 좋다. 내려올 때는 반드시 엘리베이터를 타자.

3. 줄넘기

언제 어디서든 줄넘기 줄만 있으면 할 수 있는 운동으로 체력을 기르기 좋을 뿐 아니라 심폐 기능 향상에도 도움이 된다. 다이어트 운동으로도 인기가 높다. 한 발로 줄의 가운데 부분을 밟았을 때 줄 끝의 길이가 명치에 닿는지 확인하자. 줄의 길이가 적당해야 효율적으로 운동할 수 있다. 숙달될수록 길이를 짧게 해서 배꼽에 맞춘다.

일주일에 3~5회 정도가 적당하며 약 30분 정도 지속한다.

4. 요가

요가는 심신을 안정하는 데 매우 뛰어난 효과가 있다. 내적 평화를 찾기 위해 호흡과 명상으로 자아를 찾는 운동으로도 널리 사랑받아 왔다. 감염병과 생활 패턴 변화 등으로 혼자 지내는 시간이 늘어난 때, 요가는 심신의 안정뿐 아니라 내일을 맞이하는 새로운 활력소를 불어넣어 주는 운동이 될 수 있다. 스트레스를 해소해주고 자존감을 향상할 뿐 아니라 수면의 질을 높여 면역력 증진에도 도움을 준다.

5. 자전거

자전거 타기는 남녀노소 누구나 지루하지 않게 할 수 있는 운동이다. 자연 속을 달리면 스트레스 해소에 도움이 되고, 걷기나 달리기처럼 무릎 관절에 무리를 주지 않아 지속해서 할 수 있다. 혈관의 탄력성이 좋아지고 혈압을 낮출 뿐 아니라 폐활량을 늘리는 데 도움이 된다. 산소 운반량 증가와 노폐물 제거에도 매우 좋다. 주 3회 중강도로 타고 익숙해지면 최고 1시간까지 시간을 늘려 운동량을 높인다. 헬멧이나 무릎 보호대 등 안전 장비를 착용하고, 특히 야간에는 안전에 주의해야 한다.

Q 내가 하는 운동의 강도가 면역력을 높일 정도의 중강도인지 아니면 몸에 무리를 주는 고강도인지 어떻게 알 수 있나요?

A 운동의 강도를 측정하는 방법은 최대 산소 섭취량을 측정하여 판단하지만 측정하는 장치가 없으면 일반적으로 최대 심박 수로 판단합니다. 심박 수를 기준으로 저강도는 최대 심박 수의 50~60%, 중강도는 60~70%, 고강도는 85% 이상으로 운동을 10초 이상 지속하지 못하는 상태를 말합니다. 최대 심박 수는 220에서 자신의 나이를 빼면 됩니다.

면역력 증진에 적당한 중강도 운동은 옆 사람과 말을 할 정도는 되지만 노래하기는 숨이 찬 정도라고 보면 됩니다.

Q 운동 후 휴식은 어느 정도가 적당한가요?

A 운동의 정도에 따라 다르지만 심한 운동을 할 경우에는 최소한 2~3일 정도의 휴식 시간이 필요합니다. 이는 근육이 손상됐을 때 회복하는 시간이기도 합니다. 또한 7~8시간의 충분한 수면과 영양 섭쥐노 중요합니다. 휴식 없는 운동은 오히려 부상의 위험과 피로의 누적을 초래하니 주의해야 합니다. 반면 힘들지 않은 저강도 혹은 중강도의 운동은 매일 규칙적으로 하는 것이 좋습니다.

6
면역 뱀파이어, 스트레스를 날려라

조용한 아침 멀리서 들려오는 새소리에 잠이 깹니다. 침실 창으로는 따뜻한 햇볕이 들어오고 가끔씩 창문 틈으로 불어오는 바람은 춥지도 덥지도 않아 기분 좋게 상쾌합니다. 따뜻한 물로 샤워한 뒤 조용한 음악을 들으면서 가볍게 아침 식사를 합니다. 새콤달콤한 과일에 노릇노릇 구운 빵 한 조각 그리고 방금 프라이팬에서 나온 달걀프라이는 언제 봐도 정겹습니다. 한강 산책로 옆으로 뻗어 있는 출근길 도로는 북적이지 않으며, 차창 너머로 운동을 즐기는 사람들이 보여 나까지 덩달아 건강해지는 기분입니다. 따스한 햇볕만큼이나 오늘은 좋은 일이 일어날 것 같습니다.

어떤가요? 한 번쯤은 꿈꿔본 아침 일상이지만 우리의 현실은 그렇지 않습니다. 하루의 전쟁이 시작되는 아침이니까요. 아침부터 외치는 한마디, 바로 '스트레스'입니다. 한 발표에 따르면 우리나라 사람이 가장 많이 쓰는 외래어가 스트레스라고 할 정도로 우리는 이 말을 늘 입에 달고 삽니다. 경쟁 사회에서 이겨야 한다는 부담감으로 가장이든 주부 혹은 학생이든 각자 맡은 바가 큰 짐으로 다가옵니다. 오죽하면 '스트레스로 시작해서 스트레스 때문에 스트레스를 해소하는 방법을 찾다가 스트레스에 지쳐 쓰러져 잔다'는 우스갯소리도 있겠습니까.

스트레스, 그냥 두어도 될까요? 스트레스와 우리의 건강에 관한 연구는 매우 많습니다. 이것을 주로 연구하는 학문을 정신신경 면역학이라고 합니다. 병은 그 원인이 하나가 아니라, 신경·내분비·면역계를 중심으로 상호 작용을 통해 발생하며 치유 역시 통합적으로 해야 한다는 학문이죠. 정신신경 면역학에서는 스트레스를 만병의 근원이라 여기고, 우리 몸의 질환에 큰 영향을 미치며 면역력을 악화시키고 심지어는 암과 같은 악성 종양의 원인이 될 수 있다고 이야기합니다.

스트레스는 무엇이고 우리 몸에서 어떻게 작용하길래 이런 악영향을 끼칠까요? 스트레스라는 단어는 캐나다의 내분비학자 한스 셀리에Hans Selye가 처음으로 썼다고 해요. 정확하게는 우리 몸에 자극이 되는 원인을 스트레스원stressor라고 하고, 이런 스트레스원에 반응하는 우리 몸의 긴장 상태를 스트레스라고 합니다. 한마디로 말하면 내가 하기 싫어하거나 나를 긴장시키는 모든 현상이 스트레스입니다.

스트레스원이 우리 몸에 작용하면 교감 신경계가 즉각적으로 가동됩니다. 교감 신경계는 위협적인 상황을 인지하고 그 위협에서 벗어나는 작용을 하는 방어 체계입니다. 길에서 칼 든 강도를 마주쳤을 때 우리의 반응을 생각하면 쉽게 이해할 수 있습니다. 죽을 것 같다는 무서움에 심장 박동 수가 빨라지고 혈압이 상승하며 식욕과 성욕은 떨어집니다. 그리고 도망가기 위해 팔다리 근육에 혈액과 단백질이 몰리면서 몸 전체가 긴장됩니다. 이런 일련의 행동은 스트레스 호르몬이라는 코르티솔의 분비로 일어나며, 뇌하수체에서 위협과 공포를 인지하게 되면, 즉각적으로 이런 지시를 내리기 위해 부신피질 호르몬이 분비되고, 이 호르몬이 부신을 자극하면 코르티솔이나 에피네프린adrenaline, 노르에피네프린norepinephrine 등과 같은 스트레스 호르몬이 나와 우리 몸을 지배하게 됩니다.

스트레스를 일으키는 외부의 스트레스원이 해결되면 우리 몸은 원래의 상태로 돌아오게 됩니다. 한편 스트레스원이 지속된다면 과다하게 분비된 스트레스 호르몬인 코르티솔로 초기 면역 반응이 억제되고 면역 세포인 백혈구의 분화도 억제되는 등 면역 기능이 전체적으로 약화됩니다. 또한 림프구의 증식이 억제되고, 글루코코티코이드glucocorticoid와 같은 스트레스 호르몬은 바이러스와 같은 병원균을 제거하는 항체 생산을 억제하고, NK 세포 기능을 떨어뜨리며, 사이토카인의 생산까지 억제합니다. 또한 면역 세포들이 싸우는 무기인, 감마 인터페론gamma interferon의 반응도 떨어뜨린다고 하니 그야말로 우리의 몸은 면역에 있어서 무장해제 상태가 됩니다.

스트레스는 일일이 나열할 수 없을 정도로 종류가 너무 많고, 스트레스를 상대하는 개인의 정신적인 대응도 각각 다르기 때문에 스트레스의 정도와 이로 인해 발생하는 면역력의 저하, 각종 질환과의 관계를 수치로 확인하는 것은 사실상 어렵습니다. 가장 좋은 것은 스트레스가 없는 생활이지만 이런 생활은 사실상 불가능하지요. 스트레스를 쌓아두지 않는 생활이 현실적으로 가장 건강한 생활입니다.

어느 정도의 스트레스는 즉각적으로 해소한다면 우리의 건강에 무리가 가지 않으며 오히려 면역력을 강화한다는 연구 결과가 있습니다. 우리가 충분히 극복할 수 있는 스트레스와 스트레스원이 해결되었을 때의 긍정적인 효과에 주목한 것인데요. 교감 신경의 활성화 이후 10분 안에 부교감 신경이 활성화돼 원래의 상태로 돌아오는 과정에서 우리 몸은 과거의 급격한 몸의 변화를 기억하고 앞으로 반복적인 위기 상태에 빠져도 온몸의 힘을 즉각적으로 집중하게 됩니다. 이게 바로 면역력이죠.

스트레스를 해결함으로써 성취감이나 자존감이 올라가며 행복 호르몬인 세로토닌serotonin의 분비가 활성화되고 집중력이 높아지는 긍정적인 효과까지 기대할 수 있습니다. 하지만 지속적인 스트레스는 우리 몸을 하나씩 무너뜨립니다. 스트레스가 지속되면 스트레스를 피하려고 모든 힘과 에너지를 한곳에 집중했으나 해결되지 않은 채, 시간이 지날수록 힘이 고갈되어 하나씩 고장 납니다. 스트레스를 해결하는 방법도, 그에 대한 대비 방법도 사람마다 다르지요. 여러분은 스트레스를 어떻게 해소하고 있나요?

| 처방전 10 | 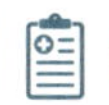 

내 스트레스부터 알자

적을 알아야 무찌를 수 있음으로 나의 스트레스를 아는 것이 무엇보다 중요합니다. 자가 진단을 통해 내 스트레스에 대해 알아봅시다.

스트레스 자가 진단 체크리스트

최근의 나의 생활과 건강 상태에 대해 생각해보고 다음의 문항에 답해보세요. 문항은 총 30개이며 전혀 해당이 안 되면 a, 가끔 해당이 되면 b, 자주 해당이 되면 c에 ○표하면 됩니다.

	평가 내용	a	b	c
1	아침에 눈 뜨는 것이 두려운 적이 있다.			
2	잠을 잘 못 들거나 깊은 잠을 못 자고 자주 잠에서 깬다.			
3	늘 쫓기는 느낌이 든다.			
4	식욕이 없어 잘 안 먹거나 갑자기 폭식한다.			
5	매사에 집중이 안 되고 일의 능률이 떨어진다.			
6	기억력이 나빠져 잘 잊어버린다.			
7	텔레파시, 육감, 사주를 믿는다.			
8	만사가 귀찮고 피로감을 자주 느낀다.			
9	나에 대한 안 좋은 뜬소문에 시달린 적이 있다.			
10	말과 행동이 거칠어졌다.			
11	느닷없이 화가 치밀어 오르는 때가 있다.			
12	남들과 터놓고 속 이야기하기를 꺼린다.			
13	귀가 얇은 편이다.			
14	가족에게 가정에 소홀하다는 이야기를 들었다.			
15	내 일이 지겹게 느껴진다.			
16	동료가 제멋대로 행동한 적이 있다.			
17	납득할 수 없는 요구 때문에 골치가 아팠다.			
18	일하는 중에 도망가고 싶은 적이 있다.			
19	시간 약속 때문에 압박감을 느껴본 적이 있다.			
20	리액션이 과하다는 말을 종종 듣는다.			
21	생각이 많아 일이 늦어진다.			
22	나는 남들보다 특별했으면 좋겠다.			
23	쉽게 부끄러워하고 반응에 몹시 민감하다.			
24	동료와 말다툼을 한 적이 있다.			
25	내 의지와는 전혀 상관없는 일을 한 적이 있다.			
26	나의 의견이 무시당한 적이 있다.			
27	이직을 생각한 적이 있다.			
28	아무런 이유 없이 나를 괴롭히는 사람이 있다.			
29	공개적으로 혼난 적이 있다.			
30	일의 분배가 불공정하게 이루어진다고 생각한 적이 있다.			

160

a는 0점, b는 1점, c는 2점으로 계산해서 모든 점수를 합합니다.

총점이 0~15점이면 특별히 스트레스를 받지 않는 정서적으로 건강한 상태를 의미하고, 16~25점이면 경증의 스트레스 상태로 예방이 필요한 상태이며, 26~40점이면 중증의 스트레스로 적극적인 치료가 필요하고, 41점 이상이면 고도의 스트레스 상태로 전문적인 치료가 필요합니다.

처방전 11 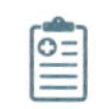 

세로토닌으로 바이러스와 싸울 전 군의 사기를 올리자

행복 호르몬이라 더 잘 알려진 세로토닌은 우리의 정신과 감정을 지배하는 매우 중요한 호르몬입니다. 대뇌피질 속 솔기핵에 세로토닌 신경이 있는데 그 수는 수만 개로, 150억 개나 되는 전체 뇌신경 수에 비하면 매우 적지만 그 존재감만큼은 대단하답니다. 쾌락을 추구하고 정열과 진취적인 행동을 취하는 도파민^{dopamine} 신경을 억제하고 조절하여 너무 흥분하지 않고 불안한 감정을 갖지 않도록 우리를 편안하게 만듭니다. 불안하고 부정적인 스트레스에 바로 반응하는 노르아드레날린^{noradrenalin} 신경을 조절하여 긍정적인 마음과 평온함을 가져다줍니다. 오케스트라의 지휘자나 전쟁의 참모총장과 같은 중책을 담당하고 있는 신경계의 대표적인 조절자입니다.

세로토닌은 수면을 관장하는 호르몬인 멜라토닌melatonin과 함께 생체 리듬에도 관여합니다. 아침에 해가 뜨면 우리 몸은 움직이고 활동하기 위해 세로토닌을 만들고, 밤이 되면 잠을 자기 위해 분비된 세로토닌만큼 멜라토닌을 만들게 됩니다. 따라서 자고 깨는 생체 리듬에 바로 이 세로토닌이 작용합니다.

세로토닌의 각성 정도는 매우 차분해서 자동차가 출발하기 전 조용히 시동을 거는 정도로 평온한 각성입니다. 외부의 강력한 자극에 의해 노르아드레날린이 즉각적으로 반응하는 것과는 다른 마치 명상하거나 요가 할 때처럼 평온한 각성 상태를 유지하게 됩니다. 아침에 세로토닌이 왕성하게 분비되면 몸은 숙면을 취한 이후 매우 편안한 상태로 하루를 시작하게 됩니다.

세로토닌은 생체 리듬과 수면뿐 아니라 체온 조절, 불안과 분노 감정 억제, 심신의 평화와 안정을 유지하는 기능까지 담당합니다. 결핍될 경우 불면증, 식욕 억제, 우울증, 적극성의 결여, 반사회적 성격 장애, 불안 장애, 강박 장애 등이 나타나게 됩니다.

최근 세로토닌에 작용하는 항우울제가 면역 체계에도 영향을 미칠 수 있다는 연구 결과가 나왔습니다. 세로토닌은 수지상 세포와 T 세포 사이에서 전달 물질로 작용하는데, 수지상 세포가 특정 감염 부위에서 세로토닌을 흡수해 T 세포로 전달하면서 T 세포의 증식과 세포 분화에 영향을 미칩니다. 어렵지요? 한 마디로 마음이 편해지면 몸이 편해지고 몸이 편해지면 건강해진다는 얘기입니다.

면역 부자가 되기 위한 세로토닌 분비 수칙 8

식욕부터 감정, 수면, 행복, 생체 리듬을 조율하는 세로토닌을 충분히 분비하려면 다음을 생활화합시다.

1. 단순탄수화물보다는 복합탄수화물을 섭취한다.

2. 카페인을 줄인다.

3. 불포화지방산을 섭취한다.

4. 다크초콜릿을 섭취한다.

5. 규칙적으로 운동한다.

6. 햇볕을 충분히 쬔다.

7. 요가, 명상, 심호흡 등을 통해 스트레스를 줄인다.

8. 행복한 기억을 떠올린다.

꿀잠으로 면역력을 기르자

꿀잠이라는 이야기를 들어보셨죠? 잠을 맛있게 잤다는 이야기인데 나이가 들수록, 스트레스를 받을수록 꿀잠이 절실해집니다. 잠이 안 와서 뒤척이는 괴로움은 겪어보지 않으면 절대 모릅니다. 아침에 일어나서 잔 것 같지 않은 피곤함, 눈꺼풀이 너무 무거울 때 느끼는 괴로움, 온몸이 다 아프고 걷기조차 힘들 때는 하루를 시작하고 싶지 않죠. 이런 일들이 반복적으로 일어나면 몸이 즉각적으로 힘들다고 반응합니다.

어떤 잠이 꿀잠일까요? 성인 기준으로 7~9시간 자고, 일어났을 때 피곤하지 않아야 하며 낮 동안 졸리지 않으면 편안한 잠을 잤다고 이야기합니다. 잘 못 자면 우리 몸에 어떤 변화가 생길까요? 뇌의 피로감이 높아집니다. 기억력이 떨어지고 집중력이 떨어집니다. 또 당뇨와 같은 대사 질환에 걸릴 위험도가 증가하고, 혈압이 증가하면서 심혈관 질환에 걸릴 확률도 늘어납니다. 오히려 체중이 증가하여 비만을 초래하기도 하고요. 무엇보다 면역력이 감소합니다. 수면을 취하는 동안은 몸의 항상성을 유지하는 시간이며 이 시간이 충분해야 면역 방어 체계가 잘 작동합니다.

잠을 제대로 못 자면 면역에서 중요한 역할을 하는 NK 세포의 수가 감소하고 T 세포의 기능을 떨어뜨립니다. T 세포가 바이러스와 같은 외부의 병원체를 사멸하려면 인테그린^{Integrin}이라는 물질이 필요한데, 인테그린은 바이러스나 암세포에 T 세포를 달라붙게 하는 접착제 역할을 합니다. 충분히 못 자면 우리 몸에는 스트레스 호르몬이 증가하게 되고, 이런 스트레스 호르몬의 영향으로 인테그린이 감소하게 되면 T 세포의 보초 기능이 약해져서 면역이 약해진다는 원리죠.

A형 간염 예방 접종 시 사람마다 항체 생성률이 다를 수 있습니다. 숙면을 취한 사람과 그렇지 않은 사람은 많으면 두 배까지 차이가 난다는 연구 결과도 있습니다.

면역 부자가 되기 위한 숙면 수칙 5

다음은 대한 수면학회에서 제안하는 건강한 수면을 취하는 다섯 가지 방법입니다.

1. 최소한 7시간 이상 잠을 잔다.

2. 매일 아침 같은 시간에 일어난다.

3. 음악이나 방송을 틀어 놓고 잠들지 않는다.

4. 잠자리에 누워서는 걱정을 하지 않는다.

5. 적절한 습도와 온도를 유지한다.

Q 숙면을 위해 약의 도움을 받아도 될까요?

A 숙면을 취하지 못한다고 해수 무조건 수면제를 먹는 것은 좋지 않습니다. 불면의 원인이 매우 다양하고 잠을 방해하는 질환이 너무 많기 때문에 원인부터 파악하는 것이 중요하며 이에 따른 치료가 우선입니다. 그 이후 수면 습관, 수면 위생을 고치는 행동 요법을 고려한 다음에나 치료 방법으로 수면제를 고려합니다. 또한 수면제는 내성과 오남용의 부작용이 있기 때문에 반드시 전문의와 상의하여 복용하는 것이 바람직합니다.

처방전 13 

바이러스보다 더 무서운 바이러스 블루에서 벗어나자

외출이 통제되고 마스크를 항상 착용해야 하는 등 일상생활에 여러 가지 제약이 있어 우울감, 불안감을 호소하는 사람이 많습니다. 바이러스의 대유행으로 이러한 감정을 느끼는 것을 바이러스 블루(바이러스로 인한 우울증)라고 합니다.

평소 건강했던 사람도 신종 바이러스나 감염병이 유행하기 시작하면 내가 아무리 조심해도 확진자에게 옮지나 않을까 하는 걱정에 불안감이 커지게 마련입니다. 건강 염려증이 생기기도 하고요. 사람들은 요즘 바이러스로 인한 불안을 해결하기 위하여 SNS

나 인터넷으로 많은 정보를 찾아봅니다. 무분별하게 퍼져 있는 정보를 선별하지 못하기 때문에 관련 정보에 더욱 예민해질 수밖에 없는데요. 이로 인한 불안감이나 건강 염려증은 마음 건강에 큰 영향을 끼치게 됩니다. 반복적으로 불안감에 노출되면 스트레스가 가중하고 심하면 불안 장애 및 우울증으로 이어질 위험이 큽니다. 무분별하게 퍼져 있는 출처가 불분명한 정보를 취하기보다 정확한 정보를 골라내고 그 외의 것들은 차단해야 합니다. 또한 신종 바이러스 때문에 생기는 불가피한 상황을 조금씩 받아들여서 내 삶의 한 부분으로 인정하는 연습도 필요합니다. 도움이 필요한 상황에 대비하여 보건소나 선별진료소의 연락처, 위치를 알아두는 것도 좋겠지요.

'외상 후 스트레스 장애'라는 병명을 들어봤을 겁니다. 생명을 위협할 정도의 극심한 스트레스(정신적 외상)를 경험하고 나서 발생하는 심리적 반응을 말하는데요. 이것은 갑자기 발생하며 매우 고통스럽습니다. 정신적 외상은 공포, 무기력, 쇼크, 절망, 분노 등의 정서적 반응을 유도할뿐더러 피로나 수면 장애, 통증, 면역 저하, 소화 기능 감소, 성욕 감소 등 신체적 증상으로도 이어지게 됩니다. 인지 능력이 떨어져 집중력에 문제가 생겨 의사 결정에 어려움을 겪거나 기억 장애도 흔히 나타납니다.

바이러스 블루를 가볍게 보면 안 되는 이유가 바로 여기에 있습니다. 바이러스가 지역사회로 확산하면서 극도의 불안감과 공포를 느끼는 사람이 많은데 가볍게 여기고 지나치는 경우가 대부분입니다. 본인 역시 인지하지 못하는 경우도 있고요. 적당한 불안과 스트레스는 바이러스가 유행하는 상황에서 대다수가 보이는 정상적 반응이지만 적정 수준을 넘어선 증상을 호소하는 경우에는 반드시 치료가 필요합니다. 심리 요법이나 약물 요법이 필요한데요. 그 전에 미리 상황에 대한 감정을 글로 털어놓거나 주변 사람들과 이에 대한 대화를 나누는 것이 문제를 해결하는 데 도움이 될 수 있습니다.

신종 바이러스가 유행할 때마다 신천지, 이태원 사건과 같은 용어로 감염 근원지를 지칭하는 경우가 있죠. 문제는 그로 인해 감염자에 대한 지나친 경계심과 혐오감을 갖게 된다는 것입니다. 자신에게 스트레스를 준 사건의 원인과 영향을 왜곡시키면서 사건과 상관없는 타인을 비난하게 되는데요. 흥분해서 타인에게 해를 끼치는 충동적인 행동을 하기도 합니다.

긍정적인 생각을 많이 하는 것은 이런 상황을 타개하는 데 도움이 될 수 있습니다. 긍정적 생각은 신경 호르몬에 영향을 미쳐 면역력을 높여주기도 합니다. 부정적 생각은 줄이고 자신을 격려하는 노력이 필요합니다. 불특정한 타인에게 과도한 경계심을 보이거나 희생자에게 비난을 가하는 것은 본인의 바이러스 블루를 더 악화시키기 때문이죠. 마음이 무너지면 몸도 무너지게 마련입니다.

심리적인 요인은 신체 건강에 많은 영향을 끼칩니다. 몇몇 연구 결과만 봐도 낙관적인 사람은 비관적인 사람보다 심장 마비 발생률이 현저히 낮고, 당뇨병·고혈압·우울증에 걸릴 확률도 매우 낮습니다. 긍정적인 생각을 해야 하는 이유로 충분하지요?

부모님이나 가까운 이들에게 전화를 걸거나 문자메시지를 자주 보내 정서적 연대감을 높이는 것도 바이러스 블루 극복에 좋습니다. 물리적으로 멀리 떨어져 있지만 정신적으로는 오히려 더욱 관계가 깊어질 좋은 기회입니다. 화초를 키워 집 안 공기를 정화하거나 요가나 명상을 통해 심신을 단련하는 것도 좋은 방법입니다. 틈틈이 볕이 좋은 시간에 햇볕을 쬐면 활력을 주고 기분을 좋게 하는 세로토닌 호르몬이 많이 나와 뇌 움직임이 빨라져 스트레스가 줄어들기도 합니다. 하루 30분 정도의 질 높은 낮잠 역시 정신 건강을 챙기고 우울감을 해소하는 데 큰 도움이 됩니다.

Q 전문가나 약의 도움을 받을 정도로 우울한지 어떻게 알 수 있나요?

A 우울증은 평상시 행동에 변화를 가져옵니다. 예를 들어 피로감이 지속하거나 체중이 증가 혹은 감소, 식욕의 증가 혹은 감소, 불면 혹은 과다 수면, 사고력의 저하, 2주 이상 매일 지속하는 우울감으로 즐거움 상실, 죄책감, 죽음에 대한 생각, 실망 등 평상시 겪어보지 못했던 증상들이 2주 이상 지속한다면 전문가와 상담해야 합니다.

음식 면역을 처방해 드립니다

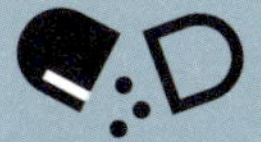

"기운 차리려면 한술 떠야지, 먹기 싫어도 딱 한 숟가락만 먹자."

어릴 적 늘 감기를 달고 살던 저에게 어머니가 해주시던 말입니다. 의료가 발달하지 않아 믿을 건 밥밖에 없던 시절이지만, 지금 다시 생각해도 밥보다 더 좋은 약은 없는 것 같습니다. 지금 이 순간에도 수많은 영양제와 건강 보조제가 쏟아져 나오고 있는데요. 하나의 성분만 포함된 영양제와는 달리 단백질, 지방, 탄수화물, 미네랄, 비타민 등이 골고루 들어있는 음식이야말로 최고라고 생각됩니다.

밥이 보약입니다. 지금부터 음식 면역을 처방해드립니다.

면역력은 외부의 병원체로부터 우리 몸을 보호하는
기능 말고도, 에너지 찌꺼기의 공격을 막아내는 중요
한 역할을 합니다. 음식을 통해 얻은 에너지는 수많
은 세포로 전달되고 그 에너지로 세포들이 활동하고
나면 찌꺼기가 만들어지는데요. 이 찌꺼기가 바로 활
성 산소입니다. 활성 산소가 원활하게 제거되지 않으
면 우리 몸 구석구석을 공격해 질병을 일으킵니다.
다행히 우리 몸에는 활성 산소를 제거하는 항산화 작
용이 있어 창과 방패의 역할을 하게 되죠, 항산화 물
질이 풍부한 음식 섭취로 활성 산소를 제거하는 슬기
로운 식생활을 알려드릴게요.

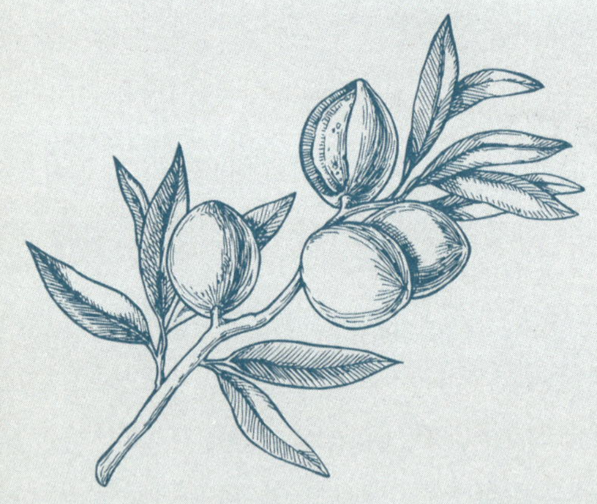

1

면역 부자가 되려면
활성 산소부터 알자

우리가 살아가는 데 필요한 자연의 선물 하면 물, 햇빛 그리고 산소를 꼽겠습니다. 그중 산소는 우리 몸의 세포가 살아가는 데 원천이 되는 물질이자 건강한 몸을 유지하기 위한 필수 조건입니다. 그런데 우리 몸을 살리는 고마운 산소가 아닌 나쁜 산소도 있다는 사실을 아나요? 바로 활성 산소입니다. 과거에는 의사나 과학자들만 알았던 이 활성 산소를 홈쇼핑 건강 식품 방송 덕분에 이제는 전 국민이 알게 되었습니다.

전문가들은 만병의 근원이 활성 산소라고 하고, 사람의 죽음에 가장 큰 원인을 차지하고 있는 심혈관계 질환이 활성 산소 때문에 일어난다고도 합니다. 당뇨와 고혈압으로 대표되는 협심증도 이 산소와 관련이 있습니다. 피부 노화, 성생활 장애, 치매 등등 우리의 삶 구석구석에 관여를 안 하는 곳이 없을 정도로 여러 질병과 관련이 있습니다. 존스홉킨스대학교 의학부 발표에 따르면 우리 몸의 질병은 약 36,000개 정도가 있으며 이 모두가 활성 산소와 관련이 있다고 하니, 활성 산소와 질병의 상관관계는 떼려야 뗄 수 없는 것 같습니다.

그 누구도 피해갈 수 없는 노화와 죽음에 맞서 우리 인류는 건강과 젊음 더 나아가 아름다움을 유지하기 위해 끊임없이 도전해 왔는데요. 우리의 도전과 노력에 이 활성 산소만큼 위협적인 적은 없을 겁니다. 한편 정복만 한다면 인류의 가장 큰 소원이 이루어지는 셈이지요.

활성 산소를 정복하기 위해 좀 더 자세히 알아볼까요? 우리가 활동하고 먹고 살아가려면 우리 몸의 모든 세포가 일해야 합니다. 공기를 통해 우리 몸에 들어온 산소는 세포 속의 미토콘드리아라는 에너지 생산 공장으로 들어가 에너지를 냅니다. 이 때 약 1~2%의 찌꺼기가 쌓이게 되는데 이 찌꺼기를 우리는 활성 산소라고 합니다. 활성 산소는 호전적이며 공격적으로 주변의 세포들을 산화시키는데요. 산소가 우리 몸속에 1분 30초가량 머무르면서 에너지 형성에 도움을 주는 반면, 이 불안정한 산소는 그야말로 눈 깜짝할 사이에 우리 몸의 다른 세포와 반응해버립니다. 세포막을 공격하여 세포 자체의 기능을 마비시키고 세포의 구조를 무너뜨립니다. 세포 활동에 가장 중요한 역할을 하는 중앙컴퓨터

격인 DNA에 손상을 입히고, 세포의 돌연변이나 암세포가 발생하게도 하죠. 세포끼리의 신호 전달, 우리 몸을 지키는 면역 체계, 혈액과 산소를 공급하는 물줄기인 혈관도 모두 망가뜨립니다. 우리는 활성 산소에 백기를 들며 병들고, 암세포의 발현 혹은 노화로 죽음을 맞게 됩니다.

그렇다고 속수무책으로 물러날 수만은 없겠죠. 우리 몸에는 이런 활성 산소를 조용하게 만드는 방어 장치가 있습니다. 우리 몸의 항산화 물질이 작용해서 활성 산소를 무력화하는데요. 항산화 작용은 30대를 정점으로 최고의 능력을 보이다가 점점 쇠퇴합니다. 그러면 우리 몸에는 활성 산소가 더욱 많이 발생하게 되어 그야말로 활성 산소가 우위를 차지하는 시대를 맞습니다.

음식 면역 처방이라더니 활성 산소 얘기만 잔뜩 한다 싶지요. 다음의 처방전을 통해서 본격적으로 면역력을 높이는 식생활에 대해 알아보겠습니다.

활성 산소 유발자를 잡아라

활성 산소는 창궐하는데 우리 몸의 방어 장치인 항산화 물질은 부족하다면 어떻게 해야 할까요? 원리는 간단합니다. 우리 몸의 활성 산소는 줄이고 항산화 물질을 늘리면 되겠지요.

활성 산소를 줄이기 위해 체내 활성 산소를 만들어내는 유발자부터 알아볼까요? 우리 몸에서 활성 산소가 만들어지는 것은 음식 섭취와 관련이 깊습니다. 우선 과식하는 습관부터 버려야 합니다. 우리가 음식을 많이 먹으면 우리 몸에는 과도한 활성 산소가 발생합니다. 가공식품과 각종 패스트푸드, 포화지방산이 많은 음식, 고칼로리의 음식도 활성 산소 발생의 주범입니다. 이런 음식을 주로 먹고 있다면 아예 먹지 않거나 줄여나가야 합니다.

다음으로는 흡연입니다. 담배를 피우면 우리가 잘 아는 니코틴과 타르 같은 각종 발암 물질이 발생하는 동시에 엄청난 양의 활성 산소도 발생합니다. 담배 한 개비당 일백조 개의 활성 산소가 발생한다고 하니 당장 금연해야겠지요. 먹는 것 외에 너무 과도한 운동도 활성 산소를 발생시킵니다. 3장의 생활 면역에서 알아봤듯이 꾸준히 중강도 정도의 운동을 하는 게 면역을 높이는 데도, 활성 산소를 줄이는 데도 효과가 있습니다.

활성 산소의 양면성을 이용하자

활성 산소에는 양면성이 있습니다. 우리 몸의 정상 세포를 공격하기도 하지만, 일부는 우리 몸을 공격하는 병원균 즉 바이러스와 세균을 막아내는 일종의 면역 체계 역할을 담당하기도 합니다. 반전 매력의 소유자라고나 할까요.

세균이나 바이러스와 같은 병원균이 체내에 침투하면 우리 몸에서는 이런 병원체의 공격을 인식하고 병원체를 죽이기 위해 소량의 활성 산소를 만들어냅니다. 이화여자대학교 분자생명과학부 배윤수 교수는 이렇게 만들어진 활성 산소가 우리 몸에서 살균 혹은 멸균의 기능을 수행한다는 사실을 발표한 바 있습니다. 활성 산소는 인간에게 질병과 노화를 일으키는 주범임은 틀림없지만, 때로는 일정 부분 우리 몸을 방어하는 역할도 담당하는 양면성을 지니고 있습니다.

또한 인플루엔자, 신종 플루, 메르스 등 호흡기 질환을 일으키는 바이러스가 우리 몸에 침투할 때 활성 산소의 역할에 대한 서울대학교 이비인후과의 연구가 발표된 적이 있는데요. 호흡기 점막에서 활성 산소가 증가하면 인터페론의 분비를 늘리고 이는 결국 면역력의 상승을 가져와서 바이러스 감염을 억제한다고 합니다. 아직은 논란의 여지가 있고 더 많은 연구가 필요하지만 활성 산소는 무서운 파괴 본능과 함께 고마운 방어 기능도 갖춘 반전 매력을 지니고 있음을 이미 많은 연구에서 밝혀졌습니다.

그렇다면 활성 산소는 우리 편일까요, 아니면 적일까요? 우리의 적임은 틀림없지만 잘만 이용한다면 건강에 도움이 되는 일종의 이중 첩자가 아닐까 합니다. 여기서 질문 하나 더, 우리 몸의 활성 산소를 줄여야 할까요, 그냥 둬야 할까요? 앞에서 설명했듯이 나이가 들면 우리 몸에는 활성 산소가 더 많아지고 항산화 기능은 떨어지게 됩니다. 100세 시대, 질병 없이 건강한 삶을 영위하기 위해서는 체내 활성 산소를 낮추고 항산화 능력을 높여야 합니다. 활성 산소 수치의 정상 범위는 4.0~4.9μ mol/L로, 4.0 이하로 낮을수록 좋습니다. 5.0 이상의 활성 산소가 다량 발생한 경우나 항산화 능력 수치가 1.3mmol/L 이하로 저하된 경우에는 활성 산소를 제거할 수 있도록 식단을 개선해야 합니다. 적절한 운동도 병행해야 하고요. 필요하면 전문의와 상담하여 건강 보조 식품을 섭취하는 것도 도움이 됩니다.

Q 활성 산소를 없애기 위한 건강 보조 식품에는 어떤 게 있나요?

A 활성 산소를 없애는 건강 보조 식품에는 항산화 물질이 함유된 모든 건강 보조 식품이 해당합니다. 항산화 물질만 함유한 건강 보조 식품보다는 여

러 가지가 복합된 형태로 많이 출시됩니다. 하지만 가장 좋은 것은 과일을 비롯한 음식이며 건강한 생활습관으로 활성 산소를 없애는 것이 더욱 중요하다는 것을 잊지 마세요.

처방전 16 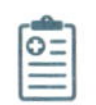 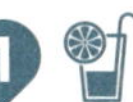

항산화 작용을 돕는 음식을 먹자

앞서 우리 몸에서 활성 산소가 만들어지는 것은 음식 섭취와 관련이 깊다고 했는데요. 항산화 작용 역시 음식 섭취와 관련이 깊습니다. 건강한 음식은 바로 항산화 물질이 풍부하며 면역력을 강화하는 음식이라고 해도 맞습니다.

면역 부자를 위한 황산화 플러스 식재료 10

항산화 작용이 탁월한 식재료 10가지를 알려드릴게요. 골고루 섭취할 수 있도록 식단을 짜보세요.

1. 브로콜리

브로콜리는 면역 시스템을 극대화하는 데 도움이 되는 비타민과 미네랄을 함유한 채소다. 브로콜리 한 컵에는 강력한 항산화 물질인 비타민 C가 오렌지 한 개만큼 들어 있으며, 다양한 비타민 B(B^1, B^2, B^3, B^6)가 들어 있다. 또한 베타카로틴β-carotene, 칼륨, 마그네슘, 아연, 철과 같이 면역을 증진하는 미네랄도 풍부해서 우리 몸을 최상의 면역 상태로 작동하게 도와준다. 브로콜리는 비타민의 파괴를 막기 위해 끓는 물에 30초 가량 살짝 데치는 게 좋다.

2. 시금치

시금치는 엽산, 비타민 A, 비타민 C, 섬유질, 마그네슘 및 철분이 풍부하여 비타민 채소라는 별명이 붙었다. 이런 성분들은 면역 기능을 향상하고 세포 분열 시 연료로 사용된다. 세포 분열을 활발하게 하고, DNA를 복구하는 데 필요한 영양소를 공급한다. 영양분 손실을 막기 위해 신선한 시금치를 샐러드로 먹거나 가볍게 익혀 먹는 게 좋다.

3. 버섯

다양한 요리에 사용되는 버섯은 면역력 강화에 으뜸으로 치는 식재료다. 면역 기능 조절 비타민인 비타민 D가 풍부하고 면역력 증강 효과가 우수한 지로포르산gyrophoric acid 성분도 함유되어 있으니 면역력 강화 식재료로서 자격이 충분하다. 또한 버섯에 많이 함유된 베타글루칸β-glucan은 정상 세포들의 면역 기능을 강화한다.

버섯의 비타민 D는 지용성이므로 기름에 살짝 볶으면 우리 몸에 더 잘 흡수된다. 단백질 함유량이 높고 열량은 적어서 최근 다이어트 식품으로도 주목을 받고 있다.

4. 각종 베리류

블루베리, 아사이베리, 스트로베리, 엘더베리, 라즈베리 등 이름 끝에 베리가 붙는 과일들은 강력한 항산화 물질인 안토시아닌anthocyanin 이 풍부하여 활성 산소 제거에 도움을 준다. 항바이러스 성질로 면역력 강화에도 으뜸으로 알려져 있다. 서양에서는 감기에 걸렸을 때 민간요법으로 주로 이런 과일을 먹는데, 가벼운 질환을 극복하는 데 도움을 준다는 연구 결과도 있다.

과일에 많이 든 비타민 C 성분 역시 강력한 항산화 물질로 우리 몸의 활성 산소를 제거하는 데 많은 도움을 준다. 과일을 먹을 때는 열을 가열하거나 착즙의 형태로 먹는 것보다는 신선한 과일을 생으로 먹는 것이 영양학적으로 훨씬 좋다.

5. 오렌지나 귤류

오렌지는 〈뉴욕타임즈The New York Times〉가 '건강을 위한 10대 음식' 으로 해마다 선정하는 과일로 강력한 항산화 물질인 비타민 C를 다량 함유하고 있다. 또한 새콤달콤한 맛은 먹기만 해도 사람의 기분을 좋게 해주고 스트레스를 풀어주는 효과도 있다.

그밖에 식이 섬유질이 풍부하고 칼륨, 마그네슘, 칼슘과 같은 미네랄도 풍부하여 뼈와 근육을 튼튼하게 해준다. 신경계 관리와 혈액 순환에도 도움을 준다.

6. 당근과 고구마와 같은 뿌리채소

뿌리채소에는 면역 비타민인 비타민 A의 전구체 베타카로틴이 풍부하다. 베타카로틴은 백혈구를 생성해 세균으로부터 우리 몸을 보호해주며 입, 소화기, 호흡기 점막 세포의 건강에 도움을 준다. (우리 몸의 최전방 보초병인 점막 건강의 소중함은 이미 3장에서 알아봤습니다.) 고구마와 당근 하나면 하루에 필요한 비타민 A 대부분을 섭취할 수 있다. 당근 100g을 섭취하면 비타민 A의 하루 권장량의 93%가 해결된다.

비타민 A는 지용성이기 때문에 기름에 살짝 볶아서 먹는 것이 영양학적으로 좋다.

7. 마늘

마늘은 맛이나 영양 면에서 좋은 성분이 많다는 것은 널리 알려졌다. 면역력 면에서는 면역 미네랄인 아연의 흡수를 3배 정도 늘릴 수 있다고 알려져 있다. 아연이 풍부한 굴 등을 먹을 때 마늘을 함께 먹으면 더욱 효과가 있다.

마늘 특유의 톡 쏘는 매운 냄새는 알리신allicin이라는 성분 때문인데 바로 이 성분이 강력한 항산화 물질로 알려져 있으며 항암에도 도움을 준다. 2016년 발표된 호주 연구에 의하면 마늘에는 유익한 장내 미생물 활동에 도움을 주는 프리바이오틱스prebiotics가 풍부하다고 한다. 마늘은 장내 건강을 도와서 면역 기능을 강화해 체내 대식세포·T 세포·B 세포 생성을 증가시키는 것으로도 잘 알려져 있다.

8. 요구르트

요구르트는 일종의 프리바이오틱스다. 즉 우리 몸의 장내 건강에 관여하는 유익균이 다량으로 함유되어 있다. 락토바실루스 아시도필루스lactobacillus acidophilus, 락토바실루스 카제이lactobacillus casei, 비피더스bifidus 등의 유익균이 대표적이다.

엄청난 양의 유산균은 우리 몸에서 비타민 B_6, B_{12}, K_2 등을 생산하고 면역 세포의 분열과 증식을 도와 유해균과 싸움에서 유리한 위치를 차지하게 해준다. 또한 장운동을 촉진하고 변비를 개선함으로써 장내 면역계에 큰 도움을 준다.

요구르트에 풍부한 비타민 D는 우리 몸에서 면역 시스템의 기능을 올려주는 역할을 한다. 매일 꾸준히 먹는 것이 좋으며 설탕 등 첨가물이 많이 들어간 제품은 피하는 것이 좋다.

9. 수박

수박은 잘 알려지지 않은 면역 강화 과일이다. 수박 2컵에는 270mg의 칼륨, 하루에 필요한 비타민 A의 30%, 비타민 C의 25%가 들어있다. 또한 비타민 B_6와 글루타싸이온glutathione이 풍부하여 면역력 강화에 도움이 된다.

풍부한 칼륨은 심혈관 질환에 도움을 주며 부종 등을 완화하는 데 도움을 준다.

10. 굴

면역력의 대표 식재료인 굴에는 면역 미네랄이라 불리는 아연이 풍부하고, 셀레늄, 철, 비타민 C, 비타민 A, 그리고 양질의 단백질이 많이 들어 있다.

굴 80g에는 하루 권장 섭취량 중 셀레늄은 190%, 철은 45%, 비타민 C는 20%를 함유하고 있으며, 풍부한 아연과 비타민 A를 함유하고 있다. 아연은 핵산과 아미노산 대사에 관여해 성장과 골격 형성, 생식 및 면역 기능을 원활하게 해주는 필수 무기질이다. 최근 연구에 따르면 아연은 인슐린 작용에 영향을 미치며 성장 호르몬, 성호르몬, 갑상선 호르몬 등 호르몬의 활성화에도 관여하는 것으로 알려져 있다.

 ## 면역 부자가 되기 위한 **생강강황차** 레시피

재료
강황 가루 1작은술, 채를 썬 생강 1작은술, 통후추 1/4작은술, 케이엔페퍼 1작은술, 꿀 1/4컵

만드는 법
재료를 모두 잘 섞어서 하루 정도 냉장고에서 숙성한 뒤 따뜻한 물에 타서 먹는다.

효과
커큐민curcumin이 포함된 강황 가루에는 강력한 항산화 작용과 항염 작용이 있으며, 생강은 다양한 세균의 성장을 방해하는 기능이 있다. 통후추에는 피페린piperine 성분이 풍부한데 항산화 작용뿐 아니라 염증을 완화하는 데 도움을 준다. 레몬은 비타민 C가 풍부

한 강력한 항산화 물질로 면역력 강화에 도움을 주며, 케이엔페퍼
는 혈액 순환과 대사 작용을 돕고 통증을 완화해준다. 꿀은 모든
재료를 어우러지게 하는 재료로 맛뿐 아니라 상처를 빨리 낫게 해
주는 중요한 작용을 한다.

2

면역력을 키우려면
음식부터 똑 부러지게!

의학의 아버지라고 불리는 히포크라테스Hippocrates는 '음식으로 못 고치는 병은 약으로도 못 고친다'라고 했고, 우리나라에서는 '약식동원藥食同原'이라고 하여 약과 음식은 하나라는 동양의 철학을 완성했습니다. 예나 지금이나 동양이나 서양이나 건강하면 음식부터 떠올리는 건 마찬가지인가 봅니다. 누가 무병장수했다, 암이 완치됐다 등의 기사를 접하면 그 사람은 뭘 먹었나부터 궁금하게 마련이니까요. 이런 궁금증에서 출발한 연구 결과도 많습니다.

50년 전 덴마크의 의학자 다이어버그Jorn Dyerberg 박사는 그린란드 에스키모들의 식생활과 건강을 연구하던 중 특이한 현상을 발견합니다. 당시 에스키모인들의 주식이 생선이나 물개 등 지방이 많은 음식임에도 불구하고 인근에 사는 덴마크 사람들보다 심혈관계 질환 발병률이 현저히 낮았습니다. 물개에 풍부한 불포화지방산인 오메가3에 그 비결이 있음이 입증되었지요. 이후 오메가3는 고지혈증 예방 및 심혈관계 질환의 치료제로 선풍적인 인기를 끌면서 비타민 시장을 주도하게 됩니다.

비슷한 예는 또 찾아볼 수 있습니다. 1997년 덴마크에서는 커피를 마시는 사람은 심장병 발병률이 높고, 그로 인해 사망할 확률도 높다는 연구 결과를 발표했는데요. 지역마다 발병률에 있어 차이가 났습니다. 실제로 미국에서는 커피는 심장병 발병과 특별한 연관성이 없다는 결과가 나오게 되는데요. 이는 미국 사람들이 커피를 마시는 방식에 기인했음이 밝혀졌습니다. 즉 에스프레소 형태의 커피는 추출 과정에서 카페스톨cafestol이라는 콜레스테롤을 만들게 되는데요. 바로 이 콜레스테롤이 심장 질환에 영향을 주지만 미국 사람들은 거름종이에 걸러 마셔서 카페스톨이 거의 만들어지지 않아 영향을 끼치지 않았던 것이지요,

많은 연구 결과와 기사를 통해 우리는 같은 음식이나 기호식품을 먹더라도 그 지역의 문화나 습성에 따라 질병 발생률에 차이가 생긴다는 것을 직접 확인해왔습니다. 그래서 우리는 늘 무엇을 어떻게 먹어야 하는지 관심을 가질 수밖에 없지요. 이제부터라도 음식을 깐깐하게 고르고 똑똑하게 섭취하는 습관을 들여야 합니다. 면역력과 음식은 어찌 보면 문제와 해답일 수 있습니다. 우리가 음식을 어떻게 먹느냐에 면역력이 달려 있습니다.

공공의 적, 탄수화물을 이용하자

탄수화물의 달콤함은 사람들을 매료시킵니다. 특히 우리나라 사람들은 밥심으로 산다며 밥에 열광해왔지요. 식생활이 많이 바뀐 요즘도 여전히 탄수화물의 유혹에서 벗어나지 못하고 있습니다. 밥을 잔뜩 먹고 나서도 빵이나 떡에 절로 손이 가고, 우리 눈을 즐겁게 하는 각종 디저트는 보기만 해도 행복 호르몬인 세로토닌이 상승하는 것 같으니까요.

하지만 의학이 발달하고 건강이 중시되면서부터 탄수화물은 천덕꾸러기가 되었습니다. 고혈압과 당뇨, 비만 등 성인병의 주범으로 밝혀지면서 기피 대상 1호가 되더니 이제는 탄수화물을 전혀 먹지 않는 극단적인 식이 요법까지 등장했습니다. 그 과정에서 우리는 탄수화물을 좋은 탄수화물과 나쁜 탄수화물로 편 가르기 시작했습니다.

그런데 탄수화물은 우리 몸에 나쁜 것일까요? 결론을 내기 전에 탄수화물에 대해 먼저 알아보겠습니다. 탄수화물은 당 분자 수에 따라 나누는데요. 당 분자가 하나인 것을 단당류라 하고, 2개가 결합하는 것을 이당류라 합니다. 당 분자가 3~100개가 결합한 것을 올리고당이라고 하며, 당 분자가 3,000개 이상 결합된 것을 통상적으로 다당류라 칭합니다. 여기서 단당류나 이당류는 당분자의 결합수가 적기 때문에 우리 몸에 들어오자마자 쉽게 흡수됩니다. 이를 단순당이라고 하고 흡수가 빠르기 때문에 우리는 통상적으로 나쁜 탄수화물로 구분합니다. 반면에 올리고당이나 다당류의 경우에는 흡수를 위해 당 분자를 끊어야 하는데 여러 번 결합한 탓에 끊어지려면 다소 시간이 걸립니다. 즉 소화가 쉽게 되지 않아 혈당을 천천히 올릴 수밖에 없기에 우리는 이를 좋은 포도당이라고 부릅니다. 단순당이 꼭 다 나쁜 것은 아닙니다. 예를 들어 뇌세포는 빠른 흡수를 통해 즉각적인 에너지원으로 사용할 수 있는 단당류의 포도당을 원료로 사용합니다. 한창 공부하는 청소년기에 아침을 꼭 챙겨 먹어야 하는 이유가 바로 여기에 있습니다.

포도당은 우리 몸이 에너지원으로 가장 먼저 사용하는 영양소입니다. 그만큼 우리 몸의 세포들이 영양분을 사용하는 데 불쏘시개 역할을 하는 필수 영양소이기 때문에 기피할 필요가 전혀 없습니다. 오히려 적당량의 탄수화물은 몸의 다른 손상을 막아줍니다. 우리 몸은 포도당과 같은 즉각적인 에너지원이 없으면 다음에는 단백질을 분해하여 에너지원으로 쓰기 시작하는데 이 과정에서 근 손실이 생깁니다. 가장 비효율적인 에너지 이용 상태가 되는 것이죠.

그럼 반대로 탄수화물을 많이 먹어도 될까요? 탄수화물은 입속의 아밀라아제amylase 효소에 의해 맥아당으로 분해된 후 소장에서 말타아제maltase, 수크라아제sucrase라는 효소에 의해 포도당으로 분해됩니다. 분해된 포도당은 소장에서 흡수되어 혈액을 타고 각종 에너지원으로 사용됩니다. 갑작스런 과량의 포도당 섭취로 우리 몸의 혈당이 급격하게 오르면 췌장에서는 혈당을 낮추기 위해 인슐린을 과다하게 분비하게 됩니다. 또한 여분의 포도당은 글리코겐glycogen의 형태로 우리 몸에 저장됩니다. 다시 말하면 성인병의 시초인 당뇨병과 비만이 시작됩니다.

면역과 탄수화물의 섭취는 어떤 관계가 있을까요? 먼저 탄수화물의 섭취는 현미와 통밀과 같은 통곡류가 좋습니다. 이는 우리 몸에서 즉각적으로 소화되지 않고 최종적으로 대장까지 도달하게 되는데 이때 우리의 면역을 책임지는 장내 건강에 중요한 미생물의 먹이가 됩니다. 일종에 프리바이오틱스를 먹는 효과를 가져오게 되죠. 결국 장내 유익균에게 유리한 환경을 만드는 토대가 되며 면역력을 강화할 수 있습니다. 또한 단백질, 지방, 비타민, 무기질도 풍부하게 들어가 있는 온전한 영양 공급원이기도 합니다. 탄수화물의 부족은 체내에 단백질 부족 현상을 일으킵니다. 항체나 면역 세포를 만드는 데 중요한 원료인 단백질의 부족은 곧 면역력의 약화를 불러일으키죠.

결국 음식은 극단적으로 제한할 것이 아니라 똑똑하게 골고루 조화롭게 먹어야 가장 이상적이며 우리 몸을 방어하는 면역에도 큰 도움을 줍니다.

Q 똑똑한 탄수화물의 섭취는 어떻게 해야 하나요?

A 적당량의 질 좋은 탄수화물을 섭취해야 하는데요. 하루 100~150g의 탄수화물은 우리의 근 손실 방지 및 건강한 영양분 공급을 위해 필요하며, 하루 열량의 55~65% 정도는 탄수화물로 섭취하도록 권장하고 있습니다. 질 좋은 탄수화물은 흔히 혈당지수^{GI}로 표시합니다. 12시간을 금식한 뒤 50g의 탄수화물을 섭취한 후 혈당지수를 살펴보았을 때 55 이하는 저혈당 식품, 55~69는 중간 혈당 식품, 70 이상은 고혈당 식품으로 분류합니다. 우리가 좋은 탄수화물의 대표로 알고 있는 현미가 55 정도이고, 보리나 통밀 등은 오히려 25.50으로 더 낮습니다. 필요 이상으로 탄수화물을 섭취할 경우에는 운동을 해서 몸에서 덜어내는 습관을 기르세요.
피할 수 없을 땐 똑똑하게 즐기는 것이 건강에 가장 좋습니다.

Q 탄수화물을 전혀 섭취하지 않는 다이어트를 하면 면역력이 떨어질 수 있나요?

A 탄수화물을 전혀 섭취하지 않는 다이어트, 즉 저탄고지(저 탄수화물·고 지방) 다이어트가 유행입니다. 우리 몸에서 가장 먼저 사용하고 가장 많이 저장하는 에너지원인 탄수화물을 섭취하지 않는 다이어트인데 극단적인 저탄고지는 오히려 영양의 부실과 함께 근 손실, 기초 대사량의 저하, 면역력의 저하 등을 가져올 수 있기 때문에 면역력을 위해서는 적절한 영양소의 섭취와 함께 규칙적인 운동을 추천합니다.

면역을 올리려면 빅맥을 먹자

좋은 탄수화물을 먹자고 앞에서 잔뜩 설명해놓고 햄버거를 먹자니 어리둥절하지요. 여기서 먹자는 빅맥은 햄버거가 아닌 장내 미생물이 이용할 수 있는 탄수화물의 약자 MAC^{Microbiome Accessible Carbohydrate}입니다. 다시 말하면 단당류와 이당류는 미처 대장까지 내려오지 못하고 바로 흡수되지만 올리고당 이상의 다당류는 미처 장에서 다 흡수되지 못하고 대장까지 내려오게 되며 이는 대장 장내 미생물에게 훌륭한 먹잇감을 공급하면서 분해되는 이로운 탄수화물이죠. 통칭 복합탄수화물, 올리고당, 식이섬유 등으로 칭합니다. 위에서 위산을 비롯하여 아밀라아제, 수크라아제, 담즙, 췌장액 등 각종 분해 효소인 소화 효소를 견디고 장까지 내려온, 장내 미생물에는 가뭄에 단비와 같은 훌륭한 먹잇감입니다.

식이섬유는 크게 수용성 식이섬유와 지용성 식이섬유로 나누는데 대장에서 하는 역할이 각각 다릅니다. 수용성 식이섬유는 물에 녹아 부풀어 오르면서 대장 내 점막에 점성을 유지해주고 미생물 발효의 원료가 되는 등 좋은 역할을 합니다. 이렇게 발효된 미생물의 부산물인 단쇄 지방산은 변의 수분감을 좋게 해주고 장을 자극하여 연동 운동에 도움을 줌으로써 배변 활동을 돕습니다. 그 밖에도 영양, 대사, 항염에 긍정적인 영향을 미칩니다. 지용성 식이섬유는 물에는 녹지 않지만 대변의 양을 늘려주고 장을 자극해 연동 운동을 도와주는 역할을 합니다. 지용성이든 수용성이든 장에게는 소중한 존재들입니다.

결국 빅맥으로 지칭되는 이러한 탄수화물들은 장 점막을 보호하면서 우리의 가장 일차적인 방어막을 튼튼하게 합니다. 또 IgA 항체, NK 세포, T 세포, 인터페론 등 인체의 면역 반응을 담당하는 요소들의 활동을 강화함으로써 면역의 가장 중추적인 역할을 하는 장 면역에 매우 중요한 부분을 담당합니다.

Q 빅맥을 먹으려면 어떤 탄수화물을 먹어야 하나요?

A 빅맥 탄수화물은 위에서 언급한 혈당 지수가 낮은 탄수화물에 속합니다. 귀리나 밤, 고구마, 완두콩과 같은 복합 탄수화물, 김, 귀리 버섯과 같은 베타글루칸, 마늘·양파·바나나에 풍부한 프럭토올리고당fructo oligosaccharide, 사과·오렌지·포도에 풍부한 펙틴pectin 등이 모두 빅맥에 해당합니다. 단 이것도 역시 많이 먹으면 좋지 않으니 항상 다른 음식과 조화롭게 식단을 짜서 매일같이 꾸준히 섭취하세요.

면역 탄수화물, 단당류 8총사

면역에 관심이 쏠리면서 탄수화물계에 뉴페이스가 등장했습니다. 바로 면역 탄수화물입니다. 좋은 것을 다 갖다 붙인 신조어가 아닙니다. 우리 몸은 약 60조 개 이상의 세포로 형성되어 있는데 이런 세포들은 서로 소통을 통해 정보를 교환합니다. 마치 우리가 일상생활을 SNS로 소통하는 것처럼요. 이런 교신은 세포에 안테나처럼 뻗어 있는 당 사슬을 통해 이루어지는데요. 이 당 사슬은 8가지의 단당류로 구성되어 있고, 바로 이 단당류가 우리 몸에 필수적인 영양소 역할을 할 뿐 아니라 면역 체계에 매우 중요하다고 해서 면역 탄수화물이라고 부릅니다.

당에는 약 200여 가지의 단당류가 존재합니다. 이런 단당류는 구조적으로 쉽게 흡수되는 성질 때문에 섭취와 동시에 우리 몸에서 즉각 에너지원으로 사용되고 나머지 여분은 글리코겐이라는 성분으로 우리 몸에 축적되는데요. 지나치면 비만 및 각종 성인병의 원인이 됩니다. 하지만 세포의 교신에 필요한 8가지의 단당류는 매우 필수적인 유익한 역할을 합니다. 그 8가지의 당이 갈락토스galactose, 포도당, 만노스mannose, 퓨코스fucose, N-아세틸뉴라민산N-acetylneuraminic acid, N-아세틸갈락토사민N-acetylgalactosamine, N-아세

틸글로코사민^{N-acetylglucosamine}, 자일로스^{xylose}이며 우리는 이런 단당류를 따로 글리코 영양소^{glyconutrients}라고 부릅니다. 1개의 세포당 당 사슬은 약 10만 개 정도 있으며 이들은 몸의 각종 이상 신호나 정상적인 생리 기능을 위해 쉼 없이 정보를 교환하고 있습니다.

만일 이러한 정보를 교환하는 안테나 역할을 하는 당 사슬이 없어진다면 어떻게 될까요? 뇌 신경을 관할하는 세포에 정보 전달이 잘못되면 우울증이나 자폐증, 조현병 등 정신 건강에 나쁜 영향을 끼칠 수 있으며, 각종 기억을 담당하는 신경에 이상이 생기면 파킨슨병이나 치매 등을 초래할 수 있습니다. 더욱이 우리가 강조하는 면역에는 정말 커다란 구멍이 생기게 되는데 외부의 적이 침입하더라도 세포 간의 교신 단절로 방어 체계에 이상이 생기거나 적군과 아군을 구분 못 해 오히려 우리 몸을 공격하는 자가 면역 질환이 생기게 됩니다. 생각만 해도 끔찍한 일들이 일어납니다.

Q 면역 탄수화물은 어디에 많이 들어 있나요?

A 미역이나 다시마와 같은 해조류와 알로에, 우유, 버섯류나 콩 껍질, 곡류의 눈 등에 들어 있는 것으로 알려져 있습니다. 탄수화물이라더니 빵이나 곡물류가 아니네 싶지요. 앞에서도 설명했지만 탄수화물은 꼭 밀가루나 쌀 등을 의미하지는 않습니다. 모든 식품에 골고루 들어 있기 때문에 편

식이나 극단적인 식단보다는 영양소가 골고루 함유된 음식을 가장 건강한 조리법으로 먹는 것이 최선의 방법입니다.

처방전 20 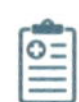 

단백질은 면역이다

우리 몸의 구성 성분을 보면 물 다음으로 많이 차지하는 것이 바로 난백질입니다. 단백질은 우리 몸의 근육, 결합 조직 등 신체 조직을 구성하는 가장 중요한 성분이며 인체 내 모든 세포 조직의 성장 발달과 신체 기관의 유지 보수에 가장 기본적인 물질이기도 하죠. 또한 모든 장기의 주요 성분이고 세포를 만들고 노화를 늦추며 외부의 병원균에 대항하는 면역 세포와 항체를 만드는 주성분이기 때문에 면역력에 매우 중요한 역할을 하고 있습니다.

필수 영양 성분임에도 불구하고 단백질 하면 육류부터 떠올라 비만과 성인병, 대장암 등의 원인이 된다는 생각에 먹어도 되나 고민을 하게 되는데요. 예전에는 의사들이 암 투병 중인 환자에게는 고기 섭취를 제한하라고 했지만, 요즘에는 섭취를 권장하고 있습니다. 우리 몸의 회복이나 면역에 가장 중요한 성분이기 때문입니다.

단백질은 20개의 아미노산이 수많은 결합을 하면서 우리 몸에서 합성되는데요. 이 중 12개의 아미노산은 우리 몸에서 합성이 가능하지만, 8개의 아미노산은 반드시 외부의 음식으로부터 섭취해야 하는 단백질이며 이를 우리는 필수 아미노산이라고 합니다. 필수 아미노산은 육류로 대표되는 동물성 단백질에 가장 많이 분포하고 있고, 식물성 단백질에는 질적으로나 양적으로 떨어지기 때문에 우리는 가장 완벽한 단백질원을 동물성 단백질로 꼽습니다. 또한 동물성 단백질은 식물성 단백질에 비해 몸에서 흡수율이 높기 때문에 반드시 단백질의 30% 이상은 동물성 단백질을 섭취하라고 권장하고 있답니다.

단백질은 우리 몸에서 어떤 면역 작용을 할까요? 가장 중요한 것은 면역 세포를 만드는 재료가 됩니다. 특히 바이러스와 같은 외부의 병원체에 대항할 항체를 만들어야 하는데, 항체의 주된 재료가 바로 단백질입니다. 그 밖에 NK 세포와 같은 면역 세포의 생성 및 면역력을 조절하는 데에도 단백질은 매우 중요한 역할을 차지하고 있습니다. 한마디로 단백질이 부족하게 되면 우리 몸은 적과 싸울 군사를 만드는 데 재료가 부족한 상태가 되며, 감기와 같은 질환에 쉽게 걸리고 더디게 회복하는 경과를 밟게 됩니다.

Q 아무리 좋은 단백질이라도 많이 먹으면 안 좋겠지요?

A 단백질은 과잉 섭취하더라도 우리 몸에 필요 이상 축적되지는 않습니다. 부족함이 없이 꾸준히 섭취하는 것이 좋은데 많은 양보다는 하루에 체중 1kg당 1.0~1.5g의 단백질을 꾸준히 섭취하는 것이 건강과 면역에 모두에 도움이 됩니다.

Q 흔히 고기 탄 것은 먹으면 안 된다고 하는데 왜 그런가요?

A 단백질은 열에 약합니다. 불에 가열하면 단백질의 파괴를 가져와 오히려 건강에 해를 끼칠 수 있습니다. 따라서 몸에 좋은 단백질은 최소한의 열을 가하거나 찜, 수육 등의 방법으로 조리해서 먹는 것이 가장 좋습니다. 육류의 지방은 대부분 포화지방산으로 혈관에 악영향을 끼쳐 성인병의 원인이 될 수 있음으로 지방이 적은 양질의 단백질을 보충하는 것이 좋습니다.

아무리 좋은 면역 시스템과 방어 시스템을 가지고 있다 하더라도 그 시스템을 운영할 재료가 없으면 무용지물입니다. 면역력이 절실한 시기에는 양질의 단백질을 꾸준히 섭취하여 든든한 군사를 보유하는 것이 긴 싸움에서 이기는 가장 중요한 기초가 될 것입니다.

3
면역의 숨은 주역,
미네랄

우리 몸의 필수 5대 영양소로 단백질, 탄수화물, 지방, 비타민, 미네랄을 뽑습니다. 미네랄을 제외한 나머지 4대 영양소는 익히 알고 있지만, 미네랄이 무엇이냐고 물어보면 정확히 이야기하는 사람이 드뭅니다. 미네랄은 우리의 몸을 구성하고 있는 원소 가운데 탄소, 산소, 수소 이 세 가지를 뺀 나머지입니다. 즉 칼슘, 칼륨, 인, 마그네슘, 철, 셀레늄, 아연 등 화학 시간에 배웠던 화학 원소들을 일컫습니다.

미네랄은 대략 70여 종으로 유기 미네랄과 무기 미네랄로 나눕니다. 음식으로 흡수하는 미네랄은 대부분 유기 미네랄이고, 의약품에 함유된 것은 무기 미네랄입니다. 유기물 상태의 미네랄이 우리 몸에 더 잘 흡수되지요.

미네랄은 뼈와 같은 우리 몸의 구성 성분의 매우 중요한 부분을 차지하거나 체액을 중성으로 유지해주고, 혈액과 각종 체액 생산에 관여합니다. 혈압을 조절하고 신경을 전달하며 세포와 세포 간의 정보 전달 및 호르몬을 조절하는 등 생체 활동에 없어서는 안 될 필수 양념과 같은 역할을 담당하고 있습니다. 예를 들어 칼슘은 뼈를 구성하는 매우 중요한 미네랄이며, 마그네슘은 혈관을 확장하는 데 중요한 역할을 담당합니다. 철은 우리 몸에 산소를 공급하는 헤모글로불린hemoglobulin의 중요 성분이며, 셀레늄과 아연 등도 면역에 매우 중요한 역할을 담당합니다. 이렇게 미네랄은 우리의 생명을 유지하는 생리 활동을 담당하고 있습니다. 미네랄이 부족하게 되면 죽지는 않지만 우리 몸의 생리와 구성 성분에 서서히 변화를 가져와 여러 가지 합병증과 함께 돌이킬 수 없는 장애를 일으킨답니다.

노벨상 수상자인 폴링Linus Pauling 박사는 모든 질병은 한두 가지 미네랄 결핍만으로도 발생할 수 있다고 했습니다. 질병의 대부분이 미네랄 결핍과 깊이 연관되어 있다는 주장이 있을 정도로 미네랄은 우리 몸에서 중요한 역할을 담당하고 있습니다. 최근 감염에 대한 사람들의 관심이 높아짐에 따라 면역을 담당하는 미네랄의 수요도 꾸준히 증가하고 있는데요. 면역에 꼭 필요한 미네랄 삼총사를 소개합니다.

작지만 강하다. 셀레늄^{Se}

자도 자도 피곤하고 온종일 무기력함을 느낀 적이 있나요? 우리는 그 원인을 대부분 숙취나 과도한 업무, 스트레스 등으로 돌리는데요. 이유 없이 이런 현상이 반복된다면 셀레늄과 같은 미네랄이 부족한지를 살펴봐야 합니다.

셀레늄은 WHO에서 지정한 필수 영양소 중 하나로, 강력한 항산화 작용을 통해 몸을 해독하고 면역 기능을 증진하는 역할을 합니다. 작지만 강하다고 표현하는 것은 체내 4%만으로도 건강을 크게 좌우하는 필수 영양소이기 때문입니다.

셀레늄은 우리 몸에서 합성하지 못하여 반드시 음식으로 섭취해야 하는데요. 우리나라는 토양의 약 70%가 화강암 지대라 우리 땅에서 자란 채소와 곡식, 과일 등에는 셀레늄이 부족합니다. 그래서 다른 나라 사람들보다 우리나라 사람들에게 부족해지기 쉬운 영양소입니다.

셀레늄은 어떤 작용으로 면역력 향상에 도움을 줄까요? 첫 번째는 강력한 항산화 작용입니다. 산화 산소로부터 혈관과 세포를 보호하는 역할을 하며 심장 질환이나 동맥경화 등을 예방하는 데 좋은 효과를 보이는 것으로 알려져 있습니다.

두 번째는 강력한 면역 부스터로 작용합니다. 바이러스나 세균과 같은 외부의 병원균이 우리 몸에 침입하면 경보 시스템을 강화하여 조기에 침입을 판단합니다. 그리고 병원균에 대항하는 우리 군사인 대식 세포의 활동을 증가해 세균을 죽이는 데 탁월한 효과를 발휘합니다. 또한 외부의 항원에 대항하는 항체의 생산 능력을 향상해 병원균의 활동을 억제할 뿐 아니라 암세포와 같은 비정상적인 세포를 제거하는 데에도 큰 역할을 담당합니다.

그 외에 셀레늄은 갑상선 기능에 중요한 역할을 하고 있으며 실제로 갑상선 세포에는 많은 양의 셀레늄이 함유되어 있습니다. 셀레늄이 부족하면 갑상신의 지가 면역 질환인 하시모토 갑상선염과 같은 질환이 생기기도 합니다.

같은 독감에 걸린 환자라도 셀레늄이 부족하면 더 심하게 앓고 같은 바이러스라도 셀레늄이 부족하면 더 강한 바이러스로 변종한다는 연구 결과를 보면 셀레늄이 얼마나 중요한 미네랄인지 알 수 있습니다. 셀레늄은 필수 미량 원소이기 때문에 너무 많은 양을 먹으면 중독을 일으킬 수 있습니다. 성인 남녀의 하루 섭취 권장량은 50μg이고, 400μg을 넘지 않아야 합니다.

① 면역 부자가 되기 위한 미네랄 섭취 수칙 10

일상생활 속에서 미네랄을 골고루 섭취할 방법을 알려드릴게요.

1. 쌀밥보다는 현미나 잡곡밥과 같이 도정이 덜 된 밥을 먹는다.

2. 제철 과일을 충분히 섭취한다.

3. 과자나 탄수화물보다는 섬유질이 풍부한 샐러드를 간식으로 먹는다.

4. 흰살생선, 기름기 없는 육류 등 양질의 단백질 혹은 콩류와 같은 식물성 단백질을 매일 소량 꾸준히 섭취한다.

5. 탄산음료보다는 과일 주스나 채소를 곁들인 주스를 착즙보다는 갈아서 섭취한다.

6. 설탕보다는 과일의 단맛을 이용하여 조리한다.

7. 채소는 살짝 데치거나 신선한 상태 그대로 먹는다.

8. 육류는 불에 너무 그을리거나 튀기지 말고 찜이나 살짝 익혀서 먹는다.

9. 매일 한 줌의 견과류를 먹는다.

10. 요구르트나 치즈 등 발효 음식을 즐겨 먹는다.

Q 셀레늄을 섭취할 수 있는 음식을 알려주세요.

A 최근에 건강 식품으로 알려진 브라질너트에 가장 많이 함유되어 있는데 브라질너트 100g당 약 1,917㎍ 정도이니 일일 권장량의 무려 4배가량 들어 있는 셀레늄의 보고라고 할 수 있습니다. 브라질너트는 다른 견과류랑 먹으면 하루에 한 알 정도, 그렇지 않으면 두 알 정도를 꾸준히 먹는 것이

좋습니다.

그 외 조개(40㎍/100g), 굴(39.5㎍/100g), 새우(38.0㎍/100g), 참치(36.5㎍
/100g), 달걀(31.7㎍/100g), 닭가슴살(17.8㎍/100g), 소고기(14.2㎍/100g) 등에
많이 함유되어 있습니다. 채소 및 곡식류로는 버섯(26㎍/100g), 현미(23.4㎍
/100g), 마늘(14.2㎍/100g) 등이 있으며 브로콜리나 시금치와 같은 녹황색
채소에도 셀레늄이 많이 들어 있는 것으로 알려져 있습니다.

| 처방전 22 |   

많아도 걱정, 적으면 더 걱정 철분^{Fe}

우리의 세포는 하루도 쉼 없이 대사 과정을 일으키고 에너지를 만들어내고 있습니다. 세포에 영양소와 산소를 공급하고 발생한 노폐물을 반드시 제거해야 하는데, 이때 산소 공급에 중요한 적혈구의 주성분인 철분이 부족하면 결국 산소를 운반하는 운반 기구가 부족하여 빈혈이 생기게 됩니다. 철분은 우리 몸에서 저장되는데 한계가 있어서 피를 많이 흘려서 갑자기 피를 만들어내야 하거나, 지속적이고 만성적인 실혈이 발생할 때, 채식주의자나 급격한 다이어트로 인해 철분이 부족할 때, 철분을 흡수하는 기능에 장애가 있거나 수술로 인해 흡수를 못 할 경우에는 철 결핍성 빈혈이 일어납니다. 이를 예방하기 위해서는 평소에 꾸준히 철분을

섭취해야 합니다.

급격한 출혈로 인한 철 결핍성 빈혈은 생체 징후에 영향을 주기 때문에 즉각적으로 증상이 나타나지만, 만성적으로 철분이 부족하여 생기는 만성 빈혈은 우리 몸이 빈혈에 적응해버려 특별한 증상 없이 지내는 경우가 많습니다. 하지만 이런 만성 빈혈도 심해지면 점점 일상생활을 하는 데 힘이 없고, 소화가 잘 안 되며, 얼굴이나 손발이 창백하고, 만성적인 두통 등에 시달리다가 갑자기 사망에 이르게 됩니다. 이것이 바로 빈혈의 무서움이자 철분의 고마움이라 하겠습니다.

그런데 이 철분이 면역력과 관계가 있다는 것을 아는 사람은 많지 않습니다. 우리 몸의 면역 반응 중 하나로 외부의 병원균이 침입할 때 백혈구의 일종인 호중구가 병원균을 탐식하여 사멸시키는데 이때 호중구에서 분비되는 효소인 카탈라아제catalase의 주성분이 바로 철분입니다. 다시 말하면 호중구가 병원균을 사멸시키는 무기의 주원료가 바로 철분입니다. 또한 우리 몸의 에너지 생산 과정에서 생긴 찌꺼기 즉 활성 산소를 제거하는 항산화 작용에 매우 중요한 역할을 하고 있어서 평소 세포나 혈관을 보호합니다.

철분이 결핍된 사람에게서 흔히 나타나는 증상은 감염 증상입니다. 호중구의 기능에 결함이 생기고, 림프 조직은 수축하며, 백혈구의 농도가 변화함에 따라 면역 기능에 이상이 생깁니다. 결국 빈혈은 만성적인 감염 질환을 일으키고 일상생활에서 늘 감기와 같은 질환에 시달리게 됩니다.

면역학적으로 보면 철분은 너무 많아도 혹은 너무 적어도 우리 몸에는 해가 됩니다. 과량의 철분은 오히려 병원균이 철분을 이용하여 우리의 면역력을 파괴할 수 있기 때문입니다. 나의 소중한 무기가 적의 무기로 둔갑할 수 있죠. 우리 몸에는 이런 철분을 조절하는 능력이 있는데 이것을 영양 면역이라고도 합니다.

 면역 부자가 되기 위한 **레몬케일주스** 레시피

재료

케일 한 묶음, 레몬 1개, 생강 한 톨, 오이 1개, 사과 1개, 셀러리 줄기 4대

만드는 법

재료를 모두 블렌더에 넣고 곱게 간다.

효과

케일에 풍요한 철분 · 망간 · 비타민 A · 칼륨, 셀러리에 풍부한 엽산, 레몬의 비타민 C, 오이의 비타민 K는 면역력 강화에 도움이 된다.

Q 철분을 섭취할 수 있는 음식을 알려주세요.

A 철분은 붉은색을 띠는 육류에 다량 포함되어 있습니다. 따라서 양질의 단백질을 꾸준히 섭취하는 것이 일정한 철분을 유지하는 데 도움이 됩니다. 또한 평소 철 결핍성 빈혈이 있는 경우에는 더욱더 철분 섭취에 신경 써야 합니다. 그밖에 완두콩과 같은 콩류나 콩으로 만든 두부, 브로콜리, 시금치와 같은 녹황색 채소, 견과류, 시리얼 등에 철분이 풍부하게 들어 있습니다.

Q 철분이 과한지 부족한지는 어떻게 알 수 있나요?

A 철분이 부족하게 되면 만성적인 철 결핍성 빈혈 증상이 생깁니다. 어지럽고 두통이 자주 오며 소화 불량 등 소화 기관에 증상이 나타납니다. 오심과 구토도 심하게 하고, 더욱 심해지면 맥박 상승·식은땀·실신 등 심혈관계 질환이 나타납니다. 철분이 과하면 나타나는 증상으로는 특별한 것이 없지만 혈액 흐름을 나쁘게 해서 뇌졸중과 같은 질환을 유발한다는 연구 결과가 있습니다. 적어도 문제지만 과해도 좋지 않다는 것을 명심하세요.

면역 미네랄 아연^{Zinc}

아연은 거의 모든 생물체에 필요한 필수적인 미량 원소로 역시 몸에서는 합성되지 않아 음식으로 섭취해야 하는 필수 미네랄입니다. 오래전부터 감기 등에 효과가 있는 것으로 알려져 아연이 풍부한 음식들은 민간요법에서 감기 치료제로 이용하고 있습니다. 최근에는 인슐린의 합성에 관여하는 미량 원소로 당뇨병에도 도움을 주는 것으로 알려져 있습니다.

그럼 아연은 어떤 면역학적 효능이 있을까요? 아연은 단백질을 합성하는 최고의 도우미입니다. 면역 기능에 관여하는 항체도 모두 단백질이기 때문에 이런 항체를 형성하는 단백질 합성에 꼭 필요할 뿐 아니라 면역 세포의 교체를 빠르고 원활하게 함으로써 항상 건강한 면역 세포를 유지하는 데 도움을 줍니다. 또한 외부의 병원균을 공격하는 최정예 군사 격인 NK 세포의 공격 기능을 높입니다. 적을 공격하는 최첨단 무기를 원활하게 쓸 수 있도록 도와주는 역할을 한다고 보면 됩니다. 우리 몸에는 한 번 공격했던 적을 기억하는 기능이 있습니다. 따라서 재차 공격을 받았을 때 맞춤형 공격으로 일시에 적을 제압하는 면역 기능이 있는데 이런 역할을 하는 T 세포의 기능을 활성화합니다. 이 정도면 면역 미네랄로서 자격이 충분하지요.

아연은 유전자 발현을 조절하고 세포 분화에 관여하며 췌장의 베타 세포에 고농도로 존재하면서 인슐린 분비를 촉진합니다. 또한 최근에는 췌장에서 분비된 인슐린이 작용하는 인슐린 수용체에도 관여하는 것으로 알려져 당뇨 환자가 주목해야 할 미네랄 원소입니다.

아연은 RNA나 DNA의 합성 및 체내 성장 발달에 관여한다고 알려져 있습니다. 따라서 아연이 부족할 경우에는 세포의 증식이나 분화가 저해되어 성장기 장애가 나타날 수 있습니다. 그밖에 우리 몸에 일어나는 수백 가지의 효소 반응에 촉매 작용을 함으로써 약방의 감초처럼 사용하는 작지만 소중한 미네랄이며, 정액의 수와 질을 높여주고 전립선 질환을 예방해주는 남성의 미네랄로도 알려져 있습니다. 이탈리아 문학가이자 바람둥이로 알려진 카사노바가 즐겨 먹던 굴이 우연히도 아연의 보고라는 사실을 생각하면 재미있는 미네랄이기도 합니다. 그 외 아연은 상처 치유에도 효과가 있고 항염, 갑상선 기능 조절, 피부 미용 등에도 도움을 주는 것으로 알려져 있습니다.

아연은 여러 식품에 널리 함유되어 있기 때문에 대부분 결핍증이 나타나는 경우는 드물지만 임신부나 수술을 받은 환자, 채식주의자, 악성 종양 질환자들은 아연 결핍 증상이 나타나는 경우도 있습니다. 식욕 감퇴, 성장 지연, 피부의 변화, 면역 기능 저하

등이 나타나며 심하면 왜소증과 같은 성선기능저하증도 나타납니다. 영유아에게서도 가끔 영양이 부족할 때 아연 결핍 증상이 나타나는 경우가 있는데 성장기일수록 영양 관리에 더욱 신경 써야 합니다.

아연은 부족하면 안 되지만 많이 섭취하는 것도 문제가 됩니다. 아연을 지속적으로 많이 섭취하게 되면 복통, 설사, 구토 등과 같은 중독 현상이 일어납니다. 아연의 권장량은 남자는 8~10㎎, 여자는 7~8㎎으로 연령이 증가할수록 감소합니다.

Q 아연을 섭취할 수 있는 음식을 알려주세요.

A 굴 한 개당 아연의 함유량은 5.3mg, 소고기 100g에는 4.8mg, 요구르트 한 컵에는 2.2mg, 시금치 한 컵에는 1.4mg, 아보카도 하나당 1.3mg의 아연이 함유되어 있으며 그밖에 달걀, 콩, 어패류 등 우리가 평소 먹는 수많은 음식에 아연이 함유되어 있습니다. 규칙적인 식사를 할 경우에는 하루에 필요한 권장량을 부족함 없이 섭취할 수 있습니다.

4
면역 증진의 숨은 일꾼,
비타민

우리는 음식이 우리의 병든 몸을 치유해주거나 병을 예방해줄 것이라고 오랫동안 믿어왔습니다. 고대 이집트의 기록을 보면 간을 먹고 야맹증을 고쳤다는 이야기가 나오고, 동의보감을 보면 모든 병과 음식과의 관계를 나열하고 있습니다. 예부터 사람들은 조금이라도 더 오래 살고 싶어 불로장생을 꿈꾸며 불로초를 찾아 다녔는데, 그게 실제로 나타난 것이 비타민입니다.

비타민vitamin은 생체 징후를 뜻하는 바이탈vital과 질소 화합물인 아민amin의 합성어로 그야말로 생체를 신호를 책임지는 질소 화합물이 어원의 본뜻입니다. 다양한 반찬으로 식사했던 일본 장교와는 달리, 도정된 흰쌀만 먹은 말단 군사들이 각기병에 걸린 원인이 비타민 B^1의 부족이라는 사실이 알려지면서 비타민은 그야말로 사람의 생명을 연장해주는 불로초로 날개를 달게 됩니다. 이후 비타민은 A, B, C, D, E, K 등 다양한 종류가 발견되는데요. 우리의 질병을 치료해주는 달콤한 과일과 같은 고마운 존재랍니다.

코로나19로 면역력에 관심이 집중되면서 비타민은 다시 사람들의 시선을 끌게 되었습니다. 특히 우리나라와는 의료 체계가 다른 미국에서는 병원비가 너무도 비싸 팬데믹 같은 위기가 올 때면 사람들은 병원보다는 비타민을 더 찾기도 합니다.

| 처방전 24 | 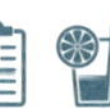 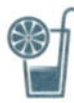 

달콤한 자연의 선물, 비타민 C

비타민 C는 강력한 항산화 작용을 하는 것으로 알려져 있으며 이런 항산화 작용은 면역력에 도움을 줍니다. 비타민 C가 처음 밝혀진 것은 오랫동안 항해를 하는 영국 군대의 선원들을 통해서입니다. 15세기 대항해 시대가 열리면서 장기간의 항해를 하던 선원들이 이유 없이 피를 토하면서 괴질로 사망하는 일이 많았습니다. 그 숫자가 전투 등으로 사망한 군사보다 훨씬 많아졌는데 나중에서야 그 원인이 선원들의 부실한 식사에 있었다는 것이 밝혀졌습니다. 그 이후 레몬과 오렌지로 이 괴혈병을 치료하는 데 성공하게 됩니다. 이를 계기로 과일 속의 비타민 C가 사람들의 주목을 받게 되죠. 감기나 독감 등과 같은 일상생활의 질병에도 비타민 C의 효과가 입증되면서 평소에 비타민 C를 충분히 보충하기 위해 과일과 신선한 채소를 즐겨 찾게 되었습니다. 비타민 C는 1933년 화학적으로 생산된 최초의 비타민이 되었으며, 이를 계기로 노벨 생리의학상을 수상하게 되고, WHO의 필수 의약품 목록에 등재되게 됩니다.

비타민 C는 앞에서 언급한 것처럼 강력한 항산화 작용을 합니다. 세포의 산화를 보호해주는 것이 우리 몸의 건강을 지키는 가장 첫 번째의 역할이라고 보면 비타민 C의 존재감은 매우 커지지요. 또한 면역 세포는 각각 면역 작용을 하기 위해 세포막의 펌프를 통해 우리 몸을 돌아다니던 활성 비타민을 끌어당기게 되는데요. 비타민 C가 부족하면 면역 세포의 기능이 억제되고 외부의 병원균과 싸움에서 백전백패하게 됩니다.

비타민 C의 이런 면역 작용과 항산화 작용으로 사람들은 피곤하거나 감염을 예방하기 위해 늘 비타민 C를 찾게 되었습니다. 다른 모든 동·식물은 이런 비타민 C를 얻기 위해 스스로 합성을 하지만 인간에게는 이런 기능이 없어 비타민 C는 반드시 따로 섭취해야 합니다.

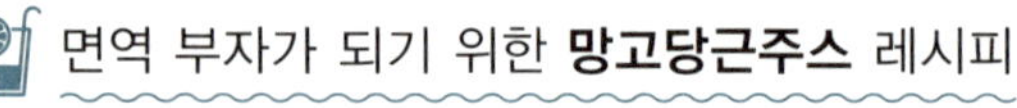

면역 부자가 되기 위한 **망고당근주스** 레시피

재료

냉동 망고 1과1/2컵, 냉동 딸기 2컵, 당근 1개, 우유 1과1/2컵, 오렌
지 1/2개

만드는 법

재료를 모두 블렌더에 넣고 곱게 간다.

효과

오렌지의 비타민 C와 망고의 비타민 E는 강력한 항산화 작용을
증가시켜 면역력 증진에 도움이 되며, 딸기의 안토시아닌과 당근
의 베타카로틴은 항암 · 항염 작용에 도움을 준다.

면역 부자가 되기 위한 비타민 C 섭취 수칙 7

비타민 C는 음식으로 먹는 게 좋을까요, 보조제로 먹는 게 좋을
까요? 비타민 C는 과일과 신선한 채소에 많이 들어 있습니다. 평
소 이런 음식을 즐기면서 비타민 C를 보충하는 습관이 우리 몸의
건강하게 유지하는 지름길이라는 것을 꼭 명심하세요. 다음의 몇
가지를 주의하면서 섭취한다면 더욱 효과가 있습니다.

1. 가공된 과일보다는 신선한 과일을 먹는다.

2. 녹황색 채소는 조리를 최소화해 비타민 C의 파괴를 막는다.

3. 건강 보조제인 녹여먹는 비타민은 치아를 부식시킬 수 있으니 입에 머금지 말고 바로 삼킨다.

4. 씹어 먹는 비타민은 충치를 유발할 수 있으니 먹고 반드시 양 치질을 한다.

5. 과하면 섭취는 설사 등을 유발할 수 있으니 권장량만 먹는다.

6. 녹차 등과 같이 타닌 tannin 성분이 든 음료와 함께 먹으면 흡수 가 떨어질 수 있으니 물과 함께 먹는다.

7. 비타민 C가 위산을 과다하게 분비할 수 있으니 가급적 오후에 식사 후에 먹는다.

| 처방전 25  

햇빛이 주는 축복의 면역 처방제, 비타민 D

비타민 D는 흔히 햇빛이 주는 축복이라고 합니다. 다른 비타민 과는 달리 일상생활에서 햇빛을 바라보고만 있어도 우리 몸에서 만들어지기 때문이죠. 물도 돈 주고 사야 하는 요즘 공짜로 비타 민을 얻을 수 있다니 그야말로 자연이 주는 축복이 아닐까요? 비 타민 D는 칼슘과 함께 뼈 건강의 중요성에 강조되는 비타민입니 다. 뼈는 한번 만들어지면 평생 가는 것이 아니라 매일같이 파괴되고 생성됩니다. 비타민 D는 뼈를 파괴하는 파골 세포의 기능을 억제하고 뼈의 생성을 담당하는 조골 세포의 기능을 강화할 뿐 아니라, 뼈를 구성하는 대표적인 미네랄인 칼슘의 흡수를 촉진함과 동시에 배설을 낮추는 기능을 하는 그야말로 뼈에서는 팔방미인입니다.

비타민 D가 우리에게 새롭게 각인된 사건이 있으니 바로 항암 효과입니다. 대장암 발병 지역을 세계지도로 관찰해보니 고위도에 사는 사람일수록 대장암, 유방암, 전립선암 등 각종 암의 발병 빈도가 높게 나왔습니다. 위도가 높을수록 일조량이 적을 것이라는 가성으로 비다민 D가 전 세계 사람들에게 매우 뜨거운 감자로 다가오게 된 거죠.

이후 비타민 D에 대한 연구와 함께 많은 건강 보조 식품이 나오게 되었는데 우리가 또 주목하는 것은 비타민 D의 면역 작용입니다. 면역 작용에 가장 큰 역할을 하는 백혈구에는 비타민 D 수용체가 있어 체내로 들어온 비타민 D를 직접 받아들일 뿐 아니라 받아들인 비타민 D를 통해 염증이나 알레르기 반응을 억제하고 바이러스나 세균과 같은 병원체를 사멸하는 단백질을 생성해낸다는 사실이죠. 아울러 세포의 순환에도 관여하는데 미성숙한 세포나 암세포와 같이 정상적이지 못한 세포의 성장을 막고 사멸을 유도하는 역할까지 담당하고 있습니다.

그러면 이러한 축복인 비타민을 어떻게 흡수를 할까요? 우리나라는 햇빛을 많이 볼 수 있는 위도의 나라가 아닙니다. 외부 활동하기 좋은 봄, 가을에는 미세먼지 등으로 인해 외출을 꺼리게 되고, 더운 여름에는 너무 무더워서 실내에 머무는 시간이 더 많죠. 더군다나 코로나19와 같은 감염병이 유행하는 시기에는 더욱더 비타민 D가 부족하게 됩니다.

비타민 D가 풍부한 음식이나 보충제 등을 통해 부족한 만큼 보충해주어야 좋습니다. 비타민 D가 풍부한 음식으로는 치즈, 우유, 달걀노른자 등과 같은 유제품 그리고 버섯, 아보카도, 브로콜리, 아몬드와 같은 식물성 식품이 있습니다.

면역 부자가 되기 위한 햇볕 쬐기 수칙 10

햇볕은 쬐야겠는데 자외선이 걱정된다고요. 올바른 방법을 알려드릴게요.

1. 햇볕이 가장 뜨거운 시간을 피한다.
2. 선크림은 항상 바른다.
3. 처음부터 오랜 시간 노출하지 않고 점차 적응 단계를 거쳐 햇볕 노출 시간을 늘린다.
4. 물을 충분히 섭취한다.
5. 가볍게 산책을 하며 햇볕을 쬔다.
6. 미세먼지가 많은 날은 반드시 마스크를 착용한다.

7. 우리 몸의 약 25%만 노출해도 충분하니 얼굴은 가린다.

8. 주 2~3회 정도 시행한다.

9. 피부에 트러블이 생기면 반드시 피부과 의사와 상의한다.

10. 일조량이 부족한 시기에는 보충제를 통해 보충한다.

처방전 26 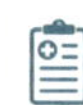

강력한 항산화 비타민 E

토코페롤로 알려진 비타민 E는 세포막을 유지하는 데 중요한 역할을 하며 항산화 물질로 활성 산소를 무력화합니다. 활성 산소는 우리의 세포의 대사 과정에서 필연적으로 발생하는 일종의 찌꺼기로 매우 불안정하기 때문에 주변의 세포에게 전자를 하나 받아서 안정화하는데 이 과정에서 세포의 손상을 가져옵니다.

활성 산소가 가장 공격을 받기 쉬운 곳이 세포의 생체막이나 세포막의 불포화지방산으로 이 부분이 손상되면 활성 산소에 의해 산화 과정을 거치게 되고 그 결과 과산화지질이 형성됩니다. 과산화지질은 세포들을 연쇄적으로 파괴하는데 이런 산화 과정을 억제하여 세포 파괴를 막는 것이 바로 비타민 E입니다.

비타민 E는 세포막에서 늘 대기하고 있다가 활성 산소가 접근

해오면 즉각적인 항산화 작용을 통해 세포를 보호하는 역할을 하고 있죠. 또한 비타민 E는 면역 세포인 T 림프구의 기능을 정상화하는 데 도움을 주어서 면역 비타민이라고도 합니다.

비타민 E는 항산화 작용과 면역 작용 이외에도 다양한 도움을 줍니다. 콜레스테롤 대사에도 관여하여 나쁜 콜레스테롤로 알려진 LDL 콜레스테롤 수치를 낮추고 좋은 콜레스테롤인 HDL 콜레스테롤 수치를 높이며, 혈소판의 지나친 응집을 억제하여 혈전 생성을 방지하고, 강력한 항산화 작용으로 동맥 혈관에서 염증 반응을 억제하여 혈관을 튼튼하게 하는 매우 중요한 역할을 하고 있죠. 그 외 노화를 방지하고 치매를 예방하며 호르몬의 불균형으로 인한 갱년기 증상에도 좋은 효과를 보이는 것으로 알려져 젊음 비타민이라고도 불립니다.

Q 비타민 E가 많은 음식을 알려주세요.

A 비타민 E가 많은 음식은 견과류로 아몬드 100g당 25mg의 비타민 E가 함유되어 있으며, 시금치와 같은 녹황색 채소에도 많습니다. 케일 한 컵은 비타민 E 하루 권장량의 6~8%를 함유하고 있고, 아보카도도 불포화지방산이 많은 과일 중의 하나입니다.

면역 부자, 바로 당신입니다

지금까지 바이러스와 면역, 그리고 면역 부자가 되기 위한 처방전에 대해서 알아봤습니다. 이제는 여러분의 실천만 남았네요.

책에서 강조했듯이 면역은 나를 끊임없이 공격하는 외부의 적에 대한 나만의 방어 체계입니다. 팬데믹 시대를 살아가는 우리에게 면역은 이제 나의 건강뿐 아니라 삶의 질까지 높여주는 척도가 되었습니다. 척박한 땅에서 식물이 절대 잘 자랄 수 없듯이 면역이 부족한 내 몸에는 앞으로 어떤 일이 일어날지 예측할 수 없습니다.

면역 부자가 되면 어떤 상황이 닥치더라도 끄떡없는 건강 보험을 든 셈이지만, 면역 부자는 단기간에 되기 어렵습니다. 먹는 것, 입는 것, 자는 것, 운동하는 것 등 일상적인 삶에서 내 습관이 어떤지 한번 돌이켜보고, 잘못된 습관을 바로잡아가는 노력부터가 면역력을 높이는 초석이 됩니다. 처음에는 힘들고 귀찮을지 모르지만, 하루하루 끌어올린 면역력이 내 건강으로 확인될 때 여러분의 노력은 큰 힘을 발휘하게 될 것입니다.

우리는 늘 100세 건강을 이야기하고 꿈꾸지만, 그 답은 면역력에 있습니다. 이 책으로 면역 처방전을 실천하는 첫걸음을 뗐다면, 여러분은 100세 건강을 위한 준비를 마친 셈입니다. 아울러 바이러스와의 전쟁도 승리로 이끌지 않을까 생각합니다. 우리 모두 생활 속 실천을 통해 돈 부자 부럽지 않은 면역 부자가 됩시다.

참고 문헌

참고 문헌

- Cui, J., Li, F., and Shi, Z.L. (2019). *Origin and evolution of pathogenic coronaviruses.* Nat Rev Microbiol 17, 181-192.

- Lu, R., Zhao, X., Li, J., Niu, P., Yang, B., Wu, H., Wang, W., Song, H., Huang, B., Zhu, N., et al. (2020). *Genomic characterisation and epidemiology of 2019 novel coronavirus: implications for virus origins and receptor binding.* Lancet 395, 565-574.

- Park, T., Lee, S.-Y., Kim, S., Kim, M.J., Kim, H.G., Jun, S., Kim, S.I., Kim, B.T., Park, E.C., and Park, D. (2020). *Spike protein binding prediction with neutralizing antibodies of SARS-CoV-2. bioRxiv*, 2020.2002.2022.951178.

- Hoffmann, M., Kleine-Weber, H., Schroeder, S., Kruger, N., Herrler, T., Erichsen, S., Schiergens, T. S., Herrler, G., Wu, N-H., Nitsche, A., Muller M. A., Drosten, C., Pohlmann, S (2020). *SARS-CoV-2 cell entry depends on ACE2 and TMPRSS2 and is blocked by a clinically-proven protease inhibitor. Cell, DOI*: 10.1016/j.cell.2020.02.052.

- Walls, A. C., Park, Y-J, Tortorici, M. A., Wall, A., McGuire, A. T., Veesler, D. (2020) *Structure, Function and antigenicity of the SARS-CoV-2 spike glycoprotein,* Cell, DOI: 10.1016/j.cell.2020.02.058.

- Wrapp, D., Wang, N., Corbett, K.S., Goldsmith, J.A., Hsieh, C.L., Abiona, O., Graham, B.S., and McLellan, J.S. (2020). *Cryo-EM structure of the 2019-nCoV spike in the prefusion conformation.* Science.

- Wu, F., Zhao, S., Yu, B., Chen, Y.M., Wang, W., Song, Z.G., Hu, Y.,

Tao, Z.W., Tian, J.H., Pei, Y.Y., et al. (2020). *A new coronavirus associated with human respiratory disease in China*. Nature.

• Yan, R., Zhang, Y., Li, Y., Xia, L., Guo, Y., and Zhou, Q. (2020). *Structural basis for the recognition of the SARS-CoV-2 by full-length human ACE2*. Science, DOI: 10.1126/science.abb2762

• Zhou, P., Yang, X.L., Wang, X.G., Hu, B., Zhang, L., Zhang, W., Si, H.R., Zhu, Y., Li, B., Huang, C.L., et al. (2020). *A pneumonia outbreak associated with a new coronavirus of probable bat origin*. Nature.

• Zhu, N., Zhang, D., Wang, W., Li, X., Yang, B., Song, J., Zhao, X., Huang, B., Shi, W., Lu, R., et al. (2020). *A Novel Coronavirus from Patients with Pneumonia in China*, 2019. N Engl J Med 382, 727–733.

면역부자

1판 1쇄 인쇄   2020년 12월 10일
1판 1쇄 발행   2020년 12월 25일

지은이   황인철 · 유병욱
펴낸이   송주영
펴낸곳   (주)북센스
기획 편집   CASA LIBRO
편　집   장정민 · 조윤정
그　림   선화연
디자인   행복한물고기Happyfish
마케팅   오영일 · 황혜리
출판등록   2019년 6월 21일 제2019-000061호
주소   서울시 은평구 통일로684 서울혁신파크 미래청 401호
전화   02-3142-3044
팩스   0303-0956-3044
이메일   ibooksense@gmail.com

ISBN   978-89-93746-97-6 (03510)